名誉主编·钟海忠 | 主编·陆清声

主动脉腔内球囊阻断
在休克复苏中的应用

Resuscitative Endovascular Balloon
Occlusion of the Aorta

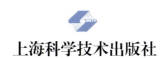

上海科学技术出版社

图书在版编目（CIP）数据

主动脉腔内球囊阻断在休克复苏中的应用 / 陆清声主编. -- 上海：上海科学技术出版社，2021.7
　　ISBN 978-7-5478-5363-4

　　Ⅰ. ①主… Ⅱ. ①陆… Ⅲ. ①外科－休克疗法 Ⅳ. ①R605.971

中国版本图书馆CIP数据核字(2021)第102143号

主动脉腔内球囊阻断在休克复苏中的应用

主编　陆清声

上海世纪出版（集团）有限公司
上　海　科　学　技　术　出　版　社　出版、发行
（上海钦州南路71号　邮政编码200235　www.sstp.cn）
上海雅昌艺术印刷有限公司印刷
开本 787×1092　1/16　印张 9.25
字数 170千字
2021年7月第1版　2021年7月第1次印刷
ISBN 978-7-5478-5363-4/R·2313
定价：118.00元

本书如有缺页、错装或坏损等严重质量问题，请向工厂联系调换

内容提要

主动脉腔内球囊阻断是一项用于休克复苏的重要技术。本书介绍了主动脉腔内球囊阻断的发展历程，并对其救治理论、器械选择、使用场合、操作流程、围使用期管理及培训等一系列内容展开深入讨论，同时阐述了其最新研究进展以及相关并发症，形成了关于严重创伤性休克早期救治的新思路和新模式。

本书不仅可作为血管外科临床医生学习主动脉腔内球囊阻断技术的参考书，也对急诊外科、麻醉科、重症监护病房（ICU）等科室开展主动脉腔内球囊阻断技术有指导作用。

编者名单

名誉主编

钟海忠

主编

陆清声

副主编

张　昊　　Tal M. Hörer

编委
（按姓氏笔画排序）

刘春櫆　李晓晔　李海燕　宋　超　张　雷　夏士博

序

　　战创伤研究不仅是军事医学研究的重要内容，而且为非军事领域创伤救治的进步做出了巨大贡献。

　　休克的救治是战创伤救治中首要且关键的环节。严重休克伤员的死亡率高，而战创伤导致严重休克的伤员比例高。因此，如何有效救治严重休克成为战创伤救治中的关键点。

　　此书介绍了严重休克救治的一种新概念：主动脉腔内球囊阻断，即通过血管腔内途径，对主动脉进行临时阻断，达到暂时升高血压、维持生命最低需求的目的，弥补传统补液模式的不足，为救治严重休克带来新的思路，有效提高严重休克救治的成功率。

　　此书是我院血管外科陆清声团队在该领域多年研究的总结。在中国人民解放军海军军医大学和本院的支持下，陆清声团队自主研制了用于休克复苏的主动脉临时阻断关键器具——主动脉腔内阻断球囊，又称救命球囊。这不仅填补了国内相关领域的空白，而且相较于国外的同类器具，其使用更为便捷与安全，更适用于战地救治。此书详细介绍了主动脉腔内球囊阻断的救治原理、操作步骤、适用场景以及后期救治，促进了这一新概念、新器具和新技术的推广应用，对提高我军战创伤救治能力具有重要参考价值。

钟海忠

中国人民解放军海军军医大学第一附属医院·院长

前 言

休克的传统救治模式是首先进行液体复苏，即快速补充血容量。但对于严重的休克，尤其是严重的创伤性休克，有时在快速补液、血管活性药的应用下，也难以维持最低生命血压，丧失了通过手术进行病因治疗的机会，导致患者抢救无效死亡。主动脉临时阻断可以起到暂时升高血压的作用，可以弥补传统救治模式的缺憾，为救治严重的休克带来新的思路和理念。

本书详细介绍了这一休克复苏的新理念和具体实施的技术方法：主动脉腔内球囊阻断，即通过股动脉穿刺途径，在降主动脉置入球囊导管，然后球囊膨起，在主动脉腔内进行主动脉临时阻断，以维持最低血压，并减少持续性失血，从而获得后续抢救机会。此理念与技术可以应用于所有严重休克的救治，尤其适用于战创伤的救治，实施场所包括各级医院的创伤中心、急救中心，战地医院及救护所，甚至救护车等救治单位。

全书系统阐述了主动脉腔内球囊阻断技术的救治原理、所需器械、操作步骤、适用场景以及后期可能遇到的并发症，让读者可以全面了解这项技术的来龙去脉、优势与局限。更为难得的是，本书还介绍了我们自主研制的救命球囊，其使用的便捷性和准确性均优于国外同类产品，故本书亦可成为该球囊的参考使用手册。本书编者均来自中国人民解放军海军军医大学第一附属医院（上海长海医院）血管外科，副主编 Tal M. Hörer 为瑞典 Örebro 大学医学院胸心血管外科教授，这为全书的科学性和严谨性提供了重要的保障。

相信本书可以为创伤性休克的早期复苏救治提供一个新的思路，改善目前的休克救治模式，为我国的创伤救治提供重要参考。

陆清声

中国人民解放军海军军医大学第一附属医院血管外科·主任

目 录

第一章·绪论 001

第二章·休克复苏 004

　　第一节·休克复苏的历史发展 004

　　第二节·休克复苏的目前措施 008

　　第三节·休克复苏的新概念：主动脉临时阻断 014

第三章·复苏性主动脉腔内球囊阻断概述 020

　　第一节·主动脉腔内球囊阻断概念的提出背景及历史发展 020

　　第二节·主动脉腔内球囊阻断概要及主要步骤 022

　　第三节·主动脉腔内球囊阻断的适用范围和适用场景 028

第四章·主动脉腔内阻断球囊及辅助器具 032

　　第一节·主动脉腔内阻断球囊的发展 032

　　第二节·现有主动脉腔内阻断球囊介绍：美国、日本的研究进展和中国的未来 034

第五章·主动脉腔内球囊阻断的实施步骤及技巧 045

　　第一节·主动脉腔内操作所需的血管通路 045

第二节·救命球囊导入和定位 062

第三节·球囊扩张阻断 066

第四节·球囊的回缩和撤出 071

第五节·鞘管取出和通路封闭 073

第六章·血管腔内和开放杂交技术 078

第一节·血管腔内和开放杂交技术概述 078

第二节·REBOA 在 EVTM 中的应用 080

第三节·EVTM 中必需的其他设施、器具及技术 082

第四节·非主动脉部位球囊阻断术和 EVTM 088

第五节·用于颈部和躯干大血管的覆膜支架 092

第六节·有关 EVTM 和栓塞的基本问题 101

第七节·EVTM 在各部位及器官的适用情况 105

第七章·REBOA 在不同场景下的使用 111

第一节·院前、转运和军事战场等场景实施 EVTM 和 REBOA 111

第二节·在资源有限的情况下实施 EVTM 117

第三节·重症监护室中 REBOA 患者的处理 121

第八章·REBOA 的并发症及思考 126

第九章·REBOA 技术的培训 133

第一章
绪论

在战场救治和医院急救工作中,严重的创伤性休克是接诊医生最棘手的救治难题之一。大部分创伤性休克是由血管及重要脏器损伤或全身多发创伤引起的,例如:四肢创伤伴有相关重要血管损伤;躯干部大面积创伤;胸、腹腔实质性脏器挫裂、离断损伤;胸、腹主动脉的主干和(或)重要分支血管损伤等。这些重要脏器和血管的损伤往往来势凶猛,起病急,危害严重,需要紧急抗休克处理,争取时间,挽救生命。躯干、大血管及重要脏器损伤导致大出血往往无法压迫止血,因此,即便是物资、人员充足的创伤中心也难以保证早期救治成功率,尤其在战场环境或距离医院较远的院前环境,救治条件差,人员及物资相对缺乏,伤员死亡率极高(图1-1)。

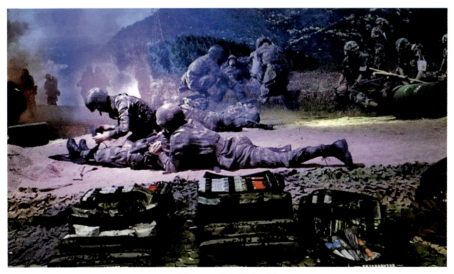

图1-1·战场救治环境

由于血压急速下降,血流动力学严重紊乱,心、脑、肾等重要脏器供血严重不足,严重创伤性休克患者的早期抗休克治疗不仅刻不容缓,而且困难重重。目前常规用于抗休克的补液、止血、抗休克体位、血管活性药物等措施,相对于来势凶猛的病情,其起效较慢,尤其是对创伤后大出血患者基础血压的维持,很难迅速起效。能够在早期抗休克治疗中迅速稳定患者的基础血压，维持心、脑血供，就能够为患者的后期治疗赢得时间和机会。

基于上述原因，严重的创伤性休克患者需要在维持血压等生命体征后，尽快后送至更高级的医疗中心，进行止血手术、气管插管、呼吸支持等一系列高级复苏治疗。但是，对于身处复杂受伤现地以及战场等特殊环境中的患者，由于交通堵塞、地域偏远或周围正处于战斗中等原因，其救治可能会面临由于常规的救治层级发生变化而无法进行快速医疗后送（medical evacuation，MEDEVAC）的情况。这表示将患者转运至可进行手术或进一步救治的机构所需的时间会比常规环境显著延长，难度也明显加大，救治成功率也随之下降。

针对不同损伤部位、不同原因造成的创伤性休克，抗休克的处理原则应该随之产生变化。不同于其他原因的休克，严重的创伤性休克从起病原因上看，主要是脏器或者血管损伤导致的大量失血。由于现有设备不足、交通不便，甚至爆炸碎片和烟尘，院前、转运或战场环境中的医疗人员将面临即使在不利于救治操作的环境下，也必须延长所处环境的救治时长来进行有效急救的窘境。在这种条件下，维持一个严重休克患者的血压、保证其气道通畅、控制出血，十分困难。而且，即便到达后方医院，仍旧可能会面临计算机断层扫描（CT）、磁共振成像（MRI）等高级检查设备被占用或距离遥远等困难。临床数据和真实世界证据表明，躯干部出血的休克患者，其死亡率具有时间依赖性，每隔15分钟其死亡率会相应增加。因此，在院前、转运过程中或战场环境中的创伤性休克患者需要就地、早期开展诊断及支持性治疗，以增加救治成功率。如何能够维持患者的基础血压和有效止血，是早期抗休克的关键。急诊医生对早期抗休克治疗的新方法，尤其是针对严重创伤性休克患者的早期救治新方法，望眼欲穿。

战场环境通常代表着"转运距离遥远"，患者在创伤现地的滞留时间也受到其特有的复杂因素影响而明显延长，即现地条件可能不允许急救人员立即疏散并后送患者。如果周围仍在进行战斗，可能会要求医疗团队长期停留在创伤现地进行复苏救治，直至环境条件允许，能够安全地后送伤员。因此，在发生创伤的现地进行早期、有效的抗休克复苏治疗至关重要。

对于难以常规压迫止血的创伤，尤其是腹腔盆腔结合部的大出血，可以采用战备钳（combat ready clamp，CRoC™）、交界部位紧急救治装置（junctional emergency treatment tool，JETT™）、SAM交界部止血带（SAM-junctional tourniquet，SAM-JT™）和腹主动脉交界止血工具（abdominal aortic junctional tourniquet，AAJT™）等专门的压迫止血带或体外近端腹主动脉压迫术等手法进行紧急救治。但其在起效阶段容易因患者体位的变化或转运颠簸等情况发生移位而失效，疗效往往不够稳定；且由于其需要相对固定的患者位置，很难与其他救治措施同时开展，无法满足早期在现场及转运途中进行复苏救治的要求。

创新的萌芽来自实践。在严重的致死性创伤性休克大量产生的战场，美国人遇到了同样的困难。他们的解决思路是：如果能够实现在损伤部位所属主动脉近心端阻断血流，可以在快速扩容补液的同时，减少有限的血容量进一步丢失，保证脑部和心脏等重要脏器的供血，重新分配血容量，维持基础血压，同时完成上述目标，可以有效、快速地扭转休克状态。1953年，Edward让"主动脉阻断"这个想法得以成真，他在实验动物创伤模型上使用血管腔内球囊，阻断了其主动脉血流，从而实现了腹部大出血的控制和血压的维持。

这个设想在当时十分大胆，但是依旧给严重创伤性休克的早期抗休克治疗提供了重要方向，形成了早期抗休克救治的新模式。在1954年，美军率先对2名韩国士兵使用了这一技术。Hughes将简易球囊放置在休克患者的主动脉近端，通过扩张球囊阻断主动脉，维持血压，称为主动脉球囊阻断术（aortic balloon occlusion，ABO）。虽然2名患者均发生死亡（一名患者术中死亡；另一名虽然操作成功，但也由于严重的原发创伤及后期并发症而死亡），但是这一崭新的概念和大胆的尝试已经载入历史，成为后期抗休克救治努力的目标。

随着严重创伤性休克的救治理念和技术的不断发展和实践，越来越多的理论和技术呈现在医生（尤其是急诊外科医生）面前。半个多世纪前，那个无比大胆的尝试也随着腔内技术的革命性进步、器具的不断更新，从单纯的主动脉阻断发展成为拥有自己独特理论和流程的用于休克复苏的主动脉腔内球囊阻断技术（resuscitative endovascular balloon occlusion of the aorta，REBOA）。上海长海医院血管外科的陆清声教授团队经过深入的研究和探索，形成一套系统的主动脉腔内球囊阻断抗休克理论，其自主研发的救命球囊的使用性能优越，并获得相关专利。本书将着重介绍REBOA的发展历程，并对救命球囊的救治理论、操作流程、器械选择、使用场合、围使用期管理及培训等一系列理念展开深入讨论，形成关于严重创伤性休克的早期救治新思路和新模式。

参考文献

[1] Cohen S P, Brown C, Kurihara C, et al. Diagnoses and factors associated with medical evacuation and return to duty for service members participating in Operation Iraqi Freedom or Operation Enduring Freedom: A prospective cohort study [J]. Lancet, 2010, 375 (9711): 301-309.

[2] Clarke J R, Trooskin S Z, Doshi P J, et al. Time to laparotomy for intra-abdominal bleeding from trauma does affect survival for delays up to 90 minutes [J]. Journal of Trauma & Acute Care Surgery, 2002, 52 (3): 420-425.

[3] Alarhayem A Q, Myers J G, Dent D, et al. Time is the enemy: Mortality in trauma patients with hemorrhage from torso injury occurs long before the "golden hour" [J]. The American Journal of Surgery, 2016, 212 (6): 1101-1105.

第二章
休克复苏

第一节·休克复苏的历史发展

一、认识休克

1. 定义

休克（shock），是指由各种原因引起的有效循环血量减少、组织灌注不足，进而导致细胞代谢紊乱和功能受损的病理过程，是一种综合征。休克是一个序惯性事件，是一个从亚临床阶段的组织灌注不足向多器官功能障碍综合征或多器官功能衰竭发展的连续过程。这就决定了休克的复苏救治应该在不同的阶段采取相对应的措施。

2. 分类

导致休克的原因很多，目前根据发病机制和治疗原则可以分为：创伤性休克、疼痛性休克、心源性休克、神经性休克、失血性休克等。

3. 对休克认识的发展

对于休克的认识，几乎伴随着整个医学的发展史。对休克的认识最早起源于对战争中创伤的治疗。战场上，大量失血是休克的直观病因，因此，针对失血，止血和补充血容量是当时最主要的治疗措施。但是，经上述治疗后，一部分患者得以存活，而依然有另一大部分患者发生死亡，这使得医生不得不进一步考虑休克的病理基础，以寻找更好的抗休克复苏治疗方法。

最初，由于理论的局限性，医生只能将休克描述成一种对患者的"打击"和"震荡"。后来，随着"沼泽溪流"学说的提出，第一次从理论上认识到休克不仅关乎体液的总量，还与体液分布情况有关。Cuthbertson 将休克描述为"潮涨潮落（ebb and flow）"。"落潮"期间，也就是复苏前期，患者心输出量较低，组织灌注不足，出现皮肤湿冷，应采取积极的补液治疗。进入"涨潮"期后，患者的心输出量会增加，可能发生组织肿胀，可给予利尿剂维持组织灌注，此时已不需要积极补液和维持血流动力学稳定的治疗。最终，根据病理生理的改变，可以将休克分为：低血容量性休克、心源性休克、分布性休克和梗阻性休克4种类型。与外科相关休克多为低血容量性休克，常见于创伤、失血、大面积烧伤等，患者因循环血量不足导致心排血量降低，机体代偿性加快心率并收缩血管增高后负荷来维持循环灌注压。

4. 休克的病理生理

有效循环血容量急速下降、组织灌注不足以及产生炎症介质是各类休克的共同的病理生理基础。

（1）微循环变化。在有效循环血容量不足而引起休克的过程中，占循环总量20%的微循环也会相应地发生不同阶段的变化，包括微循环收缩期、微循环扩张期和微循环衰竭期。在微循环收缩期（休克早期），微循环的前括约肌收缩导致"只出不进"，血容量减少，组织处于低灌注、缺氧的状态，此时休克较容易得到纠正。进入微循环扩张期后，动静脉短路和直接通道大量开放，加重原有的组织灌注不足，细胞代谢处于无氧状态，出现能量不足、乳酸类产物蓄积和舒张血管的介质如组胺、缓激肽等释放。这些变化使患者血压进行性下降，出现意识模糊、发绀和酸中毒等。若继续进展，则休克会进入不可逆的微循环衰竭期。此时，滞留在微循环的血液处于高凝状态，红细胞和血小板形成微血栓，引起弥散性血管内凝血。组织缺少血液灌注的一系列反应使细胞处于严重的缺氧和缺乏能量的状态，溶酶体破裂，引起细胞自溶并损害周围其他细胞。最终导致大片组织甚至器官功能受损。

（2）代谢变化。当休克引起组织和细胞缺氧加重，会发生无氧代谢，造成乳酸堆积、代谢性酸中毒。同时创伤和休克使机体处于应激状态，交感-肾上腺髓质系统和下丘脑-垂体-肾上腺皮质轴兴奋，会导致血糖水平升高，蛋白质过度消耗，进而导致多器官功能障碍综合征，脂肪分解代谢明显增加，成为危重休克患者机体获取能量的主要来源。

（3）炎症介质释放和缺血再灌注损伤。严重的创伤性休克可刺激机体释放过量的炎症介质，形成"瀑布"样的连锁扩大反应。其中包括白细胞介素、肿瘤坏死因子、集落刺激因子等（炎症介质），引起一系列细胞代谢障碍，影响能量生成和机体正常功能。

（4）重要内脏器官的继发性损害。随着休克的进展，患者重要内脏器官会受到相应的继发性损害。严重的缺氧使肺毛细血管内皮细胞和肺泡上皮细胞受损，表面活性物质减少，复苏过程中，如果大量使用库存血，其所含的微聚物可能造成肺部微循环血栓，使部分肺泡萎陷、不张、水肿，引起肺血流分流和通气死腔增加，甚至导致急性呼吸窘迫综合征。同时，因血压下降、儿茶酚胺分泌增加，肾有效血容量明显减少，出现肾前性急性肾功能衰竭。

血压下降还会造成患者的脑血管、冠脉灌注压和血流量的下降，导致脑部和心肌缺氧。缺血、二氧化碳潴留和酸中毒会引起脑细胞肿胀、血管通透性增高，从而导致脑水肿的发生，造成颅内压增高、脑疝等严重后果。心肌的局灶性坏死和后期缺血再灌注损伤，会影响心肌的收缩功能，加重休克症状。

另外，胃肠道和肝脏等器官均受血压下降和血流量减少的影响，黏膜受损造成肠道菌群失调、毒素经淋巴系统或门静脉入侵机体而形成菌群、内毒素移位的肠源性感染；肝脏缺血会破坏肝脏的合成和代谢功能，激活炎性介质，降低其解毒和代谢能力，加重已有的代谢紊乱和酸中毒。

5. 休克的表现

随着休克的进展，其发病过程可以分为休克代偿期和休克抑制期，即休克早期和休克期。

（1）休克代偿期。由于机体对休克早期的有效循环血容量减少有相应的代偿能力，仅表现为精神紧张、兴奋、烦躁、皮肤苍白、四肢厥冷，心率加快，脉搏压小，呼吸加快，尿量减少等。此时，及时处理能够有效纠正休克状态。

（2）休克抑制期。在这个时期，患者会表现为神情淡漠、反应迟钝、意识模糊、皮肤发绀，血流动力学紊乱造成生命体征（血压和心率）明显恶化，出现少尿甚至无尿。如病情进一步恶化，可出现急性呼吸窘迫综合征、急性肾功能衰竭，甚至出现多器官功能衰竭。

二、休克复苏的发展

1. 止血与补液

最初的抗休克复苏救治，主要的措施是止血和补液。对于创伤，尤其是四肢部的创伤，主要采用压迫止血。止血带和外部压迫器的演变，伴随着材料和救治理念的发展。在四肢创伤的近心端进行压迫，是在战场上经过不断的实践和理论分析得到的经验。而躯干部的创伤，由于无法直接对主要动脉进行压迫，只能在体表相应位置进行大致压迫，其效果较四肢压迫止血差，但在战场和院前急救等复杂、紧急的情况下，是必须采取的权宜之计。随着对休克复苏的认识和救治经验的发展，有效的体表压迫部位主要集中在脐周的腹主动脉走行区和骨盆的腹腔盆腔结合部。

补液治疗是休克复苏的重头戏，也是最困扰临床医生的难题。医护人员除了要在患者血压极低、外周静脉塌陷的情况下快速建立补液通道，还要在众多种类的液体中选择最适合早期患者复苏的液体，并选择合适的速度和总量进行灌注。随着对休克救治认识的深入，建立补液通道的方法，除最常用的外周静脉穿刺以外，中心静脉穿刺置管、经外周静脉中心静脉穿刺置管、骨髓腔穿刺、外周静脉切开等方法均能实现大量、快速补液的目的。补液的种类也从最初的动物血制品尝试，发展成以晶体液和胶体液为主，结合血制品的综合补液模式。关于晶体与胶体该如何使用，到底哪种更好，始终争论不休。补液的总量和速度，尤其是休克早期的补液量控制，十分关键。最初的补液理论是鼓励早期即给予大量、快速补液，迅速补充丢失的血容量，提升血压，恢复重要脏器的有效灌注。而近年来，越来越多的证据证实了输注大量的液体，尤其是晶体，会引起血液稀释，造成组织水肿的增加，会为细胞代谢、凝血功能、免疫功能带来不利影响，最终反而加剧了多器官功能衰竭的发生，增加后期死亡率；且血压提升后，会引起失血加重，造成血容量继续丢失。而限制性补液理论的提出，打破了原有的观念，纠正了休克早期大量补液的弊端，防止因血压过高、血液稀释和凝血功能进一步紊乱造成的失血加重和二次打击，也为休克复苏的救治带来了革命性的理念转变：将患者的血压维持在能够保持基础生命活动最为合适。这不仅改变了补液的模式，也间接改变了整个休克复苏救治的模式：复苏的目标不再是简单的恢复和补充血容量，而是维持患者的血压。

休克的低血容量表现为进行性口渴、血压下降、意识改变、尿少、皮肤湿冷等症状。休克指数可以作为评估休克严重程度的指标之一，其概念是脉搏与收缩压的比值，正常值是 0.5～0.7。根据休克指数判断休克状态可以初步分为以下几种程度：休克指数为 1 时，血容量减少 10%～30%，为轻度休克；休克指数为 1.5 时，血容量减少 30%～50%，为中度休克；休克指数为 2 时，血容量减少 50%～70%，为重度休克。由此可知，针对休克的复苏治疗，最首要的目标是维持患者的血压，抗休克的复苏性治疗也是以此为基础不断发展的。

2. 药物

经历了休克认识初期的手忙脚乱，人们逐渐意识到维持血压对于休克复苏的重要意义，血管活性药物开始发挥巨大作用。其中包括血管收缩剂和血管扩张剂，能够重新分配有限的循环血量、维持基础血压。同时，强心和利尿药物也是不可缺少的，它们在患者休克复苏的不同时期发挥着重要作用。

在一定情况下，皮质类固醇也可以用于危重休克的治疗，因其能够扩张血管、降低外周血管阻力、改善微循环；增加心脏排血量；防止白细胞凝集；促进糖异生，减轻酸中毒；保护细胞内的溶酶体，防止其破裂。

3. 处理原发疾病

休克，尤其是外科疾病引起的休克，大多数患者存在需要手术或其他操作处理的原发疾病。随着复苏治疗经验的增加，越来越多的临床医生认为，应在尽快恢复患者有效循环血容量、维持基础血压的情况下，施行手术治疗处理原发疾病，最终有效控制病情发展，成功复苏。

4. 支持治疗

临床医生在工作中发现，患者出现创伤性休克后，使其平躺并不能更好地解决复苏问题。抗休克体位的发现很好地解决了这个问题。初期发现将休克患者的下肢适当抬高，可以缓解症状，维持血压；随着研究的发展，将躯干和下肢同时抬高，能够更好地缓解患者休克症状。基于上述发现展开进一步研究，发现这个特殊体位能够借助重力增加回心血量，同时减轻呼吸和心脏排血的负担，甚至还可以缓解脑水肿，防止患者呕吐、误吸。

休克的一个重要表现就是微循环不足，导致组织供氧能力降低，因此，在有条件的情况下，给患者吸氧是复苏救治过程中十分必要的。吸氧的方式很多，无创和有创方式包括：鼻导管吸氧、面罩吸氧、气管插管、气管切开等，选择最简单的方式在最短的时间内完成给氧，是抗休克复苏的重要环节。

5. 积极预防并发症

最初对休克的复苏治疗经常会面临原发疾病处理不当，对症治疗的过程中出现许多并发症，严重者甚至导致患者遭受二次打击，引起死亡。临床试验和研究发现，这是由于休克会造成患者整个机体的代谢、功能障碍，因此会引起一系列内环境和外环境的紊乱，造成一些严重并发症，包括弥散性血管内凝血、微血栓、代谢性酸中毒等。在对目前已经出现的休克进行治疗的同时，还应该考虑到这些并发症发生的可能性。随着对休克复苏理念的不断进步，对并发症的预防措施也趋于积极，这为复苏成功和救治远期成功率提供了重要基础。

6. 监测

在复苏治疗中，对休克患者的监测不但可以了解患者病情变化和对治疗措施的反应，还可以辅助医生根据监测结果随时调整治疗方案，改善治疗结果。除最初针对患者精神状态、皮肤温度、色泽、血压、心率、尿量等生命体征进行监测外，随着医疗技术和理念的进步，出现了许多先进技术，包括监测中心静脉压、肺毛细血管楔压、心输出量和心脏指数、动脉血气及乳酸等。必要时对这些特殊指标进行监测、汇总、分析能够为医生做出更优化的复苏治疗方案提供客观依据。

第二节 · 休克复苏的目前措施

随着对休克的病理生理过程和进展的认识不断深入，休克复苏的措施也随之不断进步，目前已经形成系统有效的抗休克救治流程。

一、复苏目标

感染性休克和脓毒血症的复苏研究提出，治疗应按照早期目标导向治疗（early goal-directed therapy，EGDT）进行，能够有效增加复苏成功率，降低病死率，即在进行初始复苏的最初 6 小时内，达到下述复苏目标：① 中心静脉压 8～10 mmHg；② 平均动脉压 ≥ 65 mmHg；③ 尿量 ≥ 0.5 mL/（kg·h）；④ 上腔静脉血氧饱和度或混合静脉血氧饱和度达到 70% 以上。

限制性液体复苏理论提出了新的休克复苏目标，在休克早期将患者的收缩压维持在 90 mmHg，避免因过量补液而使血压不必要地升高、凝血功能紊乱，造成失血加重。必要时，可以在休克早期 30 分钟内维持患者收缩压在 60 mmHg 的临界值，以维持心、脑供血为准，而后尽快进行损伤控制性手术，针对病因进行治疗。

总之，对于严重的休克患者，其复苏的目标是维持患者基础生命血压，保证心、脑等重要脏器的必要血供，稳定患者生命，为后期针对病因的进一步治疗争取机会，赢得时间。

二、复苏的监测

休克的复苏治疗必须根据监测结果，在了解患者病情发展和治疗效果的同时进行及时调整，增加救治成功率。

1. 一般监测

根据休克的临床表现和程度，可以对休克进行分期（代偿期或抑制期）和分度（轻度、中度及重度），指导复苏的治疗。这些临床表现就是需要主要监测的指标，包括精神状态、血压、心率、脉搏、体温、皮肤色泽、尿量及变化等。临床医生应该根据这些"蛛丝马迹"来判断患者所处的休克阶段、大概的失血量、需要最先解决的问题，进而有针对性地开展复苏治疗。

2. 高级监测

随着医疗技术的进步，许多高级监测手段得到充分运用，大大提升了休克复苏的成功率。

（1）中心静脉压（central venous pressure，CVP）。中心静脉压代表了右心房和上腔静脉的压力，可以反映血容量的情况。CVP 的正常值为 5～10 cmH$_2$O，其降低可能意味着血容量相对不足，尤其是在已经明确患者失血的情况下，其指向意义更加明确。CVP 升高，提示患者心功能不全。在必要时进行连续测定，有助于分析患者心脏功能和血容量的关系。

（2）心输出量（cardiac output，CO）。心输出量和心脏指数（cardiac index，CI）能够反映患者心脏功能，还可以用于判断外周血管阻力，进而观察患者血容量的变化，指导复苏治疗。

（3）肺毛细血管楔压（pulmonary capillary wedge pressure，PCWP）。应用漂浮导管监测得到的肺动脉压（pulmonary arterial pressure，PAP）和肺毛细血管楔压（PCWP）能够反映肺静脉和左心的功能状态。PCWP 低于正常值（6～15 mmHg）说明血容量相对不足，其增高则可能是由急性肺水肿导致的。因此，监测 PCWP 可以指导补液量，避免发生或加重肺水肿。

（4）动脉血气分析。动脉血气分析包括血氧分压、二氧化碳分压、酸碱度、碱剩余、缓冲碱、乳酸等许多关键指标，能够全面地揭示休克患者的内环境，反映休克的严重程度和复苏状态，同时还能判断治疗的预后。

除以上监测方法外，还有许多手段和指标能够为治疗提供客观依据。休克复苏的过程中，会根据病情发展，应用许多不同的监测方式和手段，其目的均是掌握患者的病情变化和治疗效果，评估预后，指导治疗。在众多方法中如何选择，在许多结果中如何判断，需要临床医生具备丰富的经验和雄厚的理论基础。

三、复苏救治措施

抗休克复苏治疗最主要的原则是积极处理原发疾病和致病因素的同时对症治疗。即采取措施进行液体复苏、帮患者摆合适的体位、对症用药维持血压及内环境，保证患者能够维持生命，尽快进行损伤控制性手术（damage control surgery，DCS）止血等方面，其中液体复苏和损伤控制性手术是整个治疗体系中最重要的环节。快速有效补液扩容，维持患者生命血压，有效止血，是纠正失血性休克的关键。目前，常用的、已经被证实有效的措施包括以下几点。

1. 限制性液体复苏

目前的观点和研究都已经表明，限制性液体复苏（在维持患者基础生命血压的情况下，尽量减少补液量，降低大量补液造成的失血加重）相比以往的充分液体复苏具有更大优势，特别是对于有活动性出血的患者。在这类患者彻底止血前，快速大量的液体输入，不但不会增加重要脏器的供血，相反，可能由于大量液体的输注阻碍了血管的保护性收缩反应；血液被稀释，引起凝血功能障碍，导致更多失血，加重休克程度，进而引起代谢紊乱和酸中毒等严重不良反应，甚至死亡。

限制性液体复苏的主旨是限制液体输入，早期主要以输注晶体为主，使血压维持在机体能接受的相对较低水平（收缩压 ≥ 90 mmHg），保证心、脑、肾等重要脏器的灌注，减轻酸中毒、血液稀释和缺血再灌注损伤等。

2. 建立补液通道

为了给予休克患者有效的液体复苏和其他药物治疗，建立可靠的补液通道是必不可少的环节。首选的补液途径是经外周静脉系统，其建立速度快、简单易操作，但是由于严重失血性休克的患者血容量迅速降低，其外周静脉往往已经塌陷，这无疑会增加建立外周静脉通道的难度。对于无法建立外周静脉通道的患者，不要浪费时间尝试反复静脉穿刺，应该尽快选择中心静脉置管或静脉切开等方法，开通生命通路。

骨髓腔补液（intraosseous infusion，IOI）是一种在紧急状况下利用骨髓腔将药物和液体输入血液循环的补液方法。其原理基于骨髓腔的特殊解剖结构，腔内由网状海绵静脉窦状隙组成，经中央管、滋养静脉和导管静脉与体循环相通，所以液体和药物可以经滋养静脉快速进入有效循环内（图 2-1）。

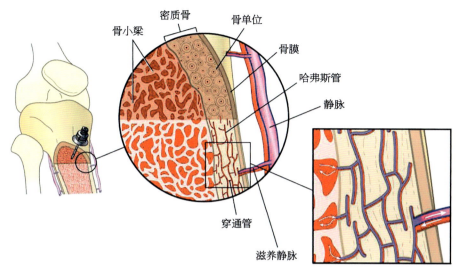

图 2-1 · 骨髓腔解剖结构

在低血容量性休克的患者中,外周静脉塌陷,无论是外周静脉通道还是中心静脉通道,均很难快速有效地建立。但是,骨髓腔内静脉由于其骨性结构的特殊性,依然保持一定程度的开放,因此被称为"永不塌陷的静脉",而且骨内血窦具有较大的通透性,就像海绵一样,可快速吸收灌注到其周围的体液,并迅速转运到体循环之中,因此,骨髓腔输液是静脉补液通道建立困难时的绝佳替代方法。随着技术和器械的进步,骨髓腔输液的操作位置已经不仅限于胫骨、肱骨等长骨[以色列的 BIG 系统(图 2-2),美国的 FAST 系统(图 2-3)]可以在不需要外部器械(电钻)辅助的情况下,完成对胸骨的穿刺并留置输液管,进行胸骨穿刺输液。但是无论哪一种骨髓腔补液通道,由于防止感染等原因,最长只能留置 24 小时,而对于早期抗休克复苏的急救而言,这足以完成维持患者血压和血容量的任务,为医护人员留出建立更稳定补液通道的时间。

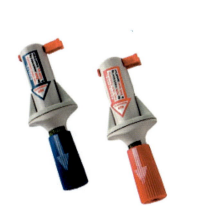

图 2-2 · 以色列 BIG 骨髓腔输液系统

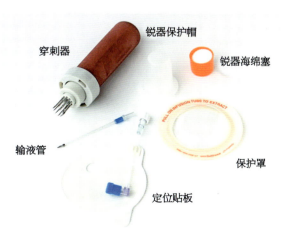

图 2-3 · 美国 FAST 骨髓腔输液系统

3. 抗休克体位

传统观点认为，在条件允许的情况下，应该将休克患者的头和下肢都抬高一定角度，可以增加一部分回心血量，在一定程度上缓解补液相对不足带来的循环系统压力（图2-4）。在战场环境或患者受伤的现场，没有其他药物和器械的条件下，这往往是比较有效的办法，不应该被急诊医生忽略。

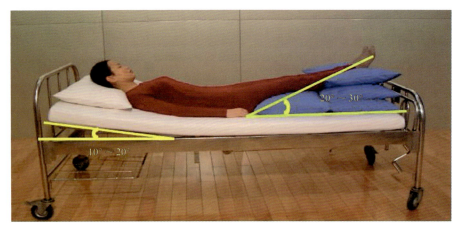

图2-4 · 抗休克体位

4. 药物治疗

在液体复苏的基础上，如果血压没有维持在机体需求的最低水平，或者出现血压升高后再下降的血压波动情况，可以适当给予血管活性药物，维持血压在稳定的水平，以保证患者心、脑等重要器官的血液灌注和血氧供给。但是，血管活性药物种类繁多、机制复杂，包括血管收缩剂、血管扩张剂和强心药物等，效果明显的同时具有一定近远期不良反应，在使用时，临床医生应熟练掌握每一种药物的作用机制和药物间相互作用机制，避免引发不必要的并发症。血管活性药物的应用时机和不良反应一直是值得深入讨论的话题。

针对严重创伤性休克或感染性休克的患者，皮质类固醇药物具有特殊的作用，它可以扩张血管、降低血管外周阻力、改善微循环；增加心肌收缩力，增加糖异生，减轻酸中毒；防止白细胞凝集和炎症介质的刺激。在临床上，常采用大剂量、少次静脉给药，防止其多次使用产生的不良反应。

另外，肠内、肠外营养的及时补充可以减慢组织的分解代谢，增加免疫力。钙离子拮抗剂、吗啡类拮抗剂、氧自由基清除剂等药物可以保护细胞结构和功能、改善组织血液灌注、减轻再灌注损伤。上述药物的综合应用可以有效缓解休克患者的症状，调整微循环，纠正酸碱紊乱等内环境问题，是休克复苏的有力措施。

5. 纠正酸碱和电解质失衡

患者在发生大量失血及休克的情况下，会出现内环境紊乱，进而导致酸碱水平和电解质失衡，如果不及时给予纠正，会引起心律失常、心肌收缩力下降、中枢神经系统麻痹等严重后果，造成休克加重，甚至死亡。在成功建立静脉通道后，除了早期的限制性液体复苏和给予必要的药物，还应该想到根据患者的临床表现和检查结果进行电解质和酸碱度的调节。酸碱失衡的调节，除了静脉输液，还可以通过呼吸机来调节，而电解质失衡只能依靠静脉输液纠正。

6. 压迫止血

压迫止血是治疗创伤失血性休克的重要手段，其主要针对四肢损伤造成的失血性休克。这些部位的重要血管，如股动脉、肱动脉等，位置相对表浅，容易定位，压迫止血效果确实。对于压迫止血，最重要的是熟练掌握相关部位重要血管的解剖位置，因为创伤性休克患者往往已经由于大量失血，血管搏动明显减弱，动脉搏动触诊定位困难，需要在没有动脉搏动的情况下，准确掌握血管走行位置，选择在其活动度相对较差，且走行位置相对固定，最好有相应的骨性结构作为支撑的位置，予以有效压迫。对于躯干部损伤、重要胸腹部脏器损伤及主动脉损伤，由于其相关动脉位于人体深部，压迫止血效果较差。但是，随着研究的进展，针对躯干结合部（腹部、骨盆、下肢结合部）的严重创伤失血，压迫止血发挥着不错的作用，目前主要是应用腹、盆、股结合部止血带（junction tourniquet）和体外近端腹主动脉压迫术（proximal external aortic compression，PEAC）进行相关救治，取得了一定效果。

7. 损伤控制性手术

针对诊断明确的失血性休克，彻底手术止血才是纠正休克的对因治疗。在经过初步诊断判断出损伤出血部位后，在液体复苏抗休克的同时，应该尽快联系手术医生及手术室等相关人员，备齐相关急救设备，进行手术止血及进一步治疗。这需要在对患者的休克原因、生命体征情况、短期和长期预后有明确认知后，尽快做出决定，包括不间断的限制性液体复苏、快速转运患者、准备手术室及相关硬件设施、申请手术医生、麻醉管理、术后监护安排等。目前研究证实，彻底手术止血无疑是最有效的治疗失血性休克的方法，但是，患者从受伤现场到达医院，医院急诊接诊并处理，再到手术室及相关人员准备完毕，以及麻醉成功、手术切皮到找到主要出血的部位进行彻底治疗的一系列过程，都要消耗大量时间。对于有活动性出血的患者，这些时间是极其宝贵的。创伤性休克患者的死亡率呈现出与救治时间的密切相关性。

8. 积极预防并发症

早期对症治疗对于休克患者来说十分重要，是挽救生命的重要措施；积极治疗原发病则是真正解决问题，完成复苏救治的关键。但休克是一系列病理生理综合征，对患者的打击是持续的、整体的，因此，在单纯对因治疗和对症治疗的同时，要从患者整体和休克预后过程出发，积极预防可能出现的近、远期并发症，这对严重的创伤性休克患者尤为重要。

休克患者往往存在血流动力学紊乱、凝血功能差、内环境失衡、代谢紊乱，这些都会导致患者各个器官、组织、细胞的功能和结构受到严重打击，进而发生衰竭，甚至死亡。早期针对可能发生的诸如深静脉血栓形成、弥散性血管内凝血、呼吸衰竭、肝肾功能衰竭等严重并发症进行预防，能够显著降低其发生率，大大增加复苏的成功率。目前，在对因、对症治疗的同时，整体预防休克并发症已经是临床医生的共识。

虽然随着医疗技术的进步，休克复苏的成功率已经比以前有了显著提高，但是，由于诸如患者转运路程、手术室及相应器械的硬件准备过程、医生的准备就位时间、创伤本身的严重程度造成手术难度增大等原因，患者接受损伤控制性手术、完成彻底的止血需要相对较长的时间，这可能大大增加了失血性休克患者的死亡率和其他不良事件的发生率。因此，更快、更好地进行抗休克处理一直是临床医生追求和研究的目标。

第三节·休克复苏的新概念：主动脉临时阻断

随着对休克和复苏的认识不断提高，人们发现，在抗休克复苏的过程中，尤其是休克早期，维持患者血压在安全范围内十分重要；血压的维持能够明显降低休克患者的死亡率。维持休克患者的血压（收缩压 >90 mmHg）能够保证其心、脑等重要脏器的供血，保证患者的基础生命支持，为后续进一步治疗赢得时间和机会。

目前抗休克复苏的措施主要是通过补充血容量来维持血压，同时加用压迫止血、药物复苏等方式进行救治。针对普通的休克患者，能够取得不错的效果。但是针对严重的创伤性休克患者，由于其致伤因素和伤情本身复杂多变，且往往伴随严重的血容量丢失和疼痛、炎症等持续性伤害刺激，维持血压经常存在一定困难。目前应用最多的控制出血、维持血压的方法是压迫止血。

对于处于创伤失血性休克的患者，发生在四肢部位的血管损伤可以应用止血带压迫止血，其效果很确实，而主要难点依旧在于躯干部损伤、重要脏器损伤、主动脉及其分支损伤的急救止血。同时应该注意的是，这些患者从受伤到进行损伤控制性手术彻底止血所需的流程较长，往往来不及手术即死亡，或者虽然手术成功止血，但患者由于严重的缺血再灌注损伤或重要器官缺血时间较长，预后极差甚至死亡。急诊医生急需一种可以在彻底手术止血之前，有效地姑息性止血、维持患者基础生命血压，完成抗休克的治疗方法，尽量延长患者的转运耐受时间，增加手术耐受性。最理想的方法就是能够在预计出血的脏器或血管近端进行有效阻断，维持血压，解决出血问题。但是不同于四肢出血，脏器和腹部重要血管的损伤出血无法通过近心端按压或止血带来实现有效控制，我们迫切地需要一种新的途径来实现彻底手术止血前的复苏性损伤失血控制。

可以想象一下，在急诊出现一个患者，其腹部和（或）骨盆某处正在出血，血压已经无法测出，明显处于濒死状态。急诊医生需要考虑尽快进行抗休克治疗，以维持患者基础生命血压，采取措施有效止血，为进一步彻底治疗争取时间。目前"理想"的解决方案是立即进行损伤控制手术，例如，创伤性剖腹手术和骨盆固定，然后进行腹膜前填塞，作为持续损伤控制复苏的组成部分。最好在有血管腔内栓塞能力的杂交手术室中进行。但现实往往不理想。从急诊到手术室的时间可能需要10分钟，比如包括两个电梯的路程。而此时，手术台上可能有另一个同样严重的患者正在进行手术，需要调用另一个手术房间和相应的团队。患者可能同时合并气道条件困难，麻醉师需要专业设备进行插管及相关管理。你不知道患者在如此持续大量失血的情况下能够撑多久，急诊外科医生需要一座"桥梁"来支撑患者，直至可以进行彻底的手术。

对严重创伤性休克发病机制和复苏治疗的不断探索，产生了"主动脉临时阻断"理论，即在损伤的主动脉近端使用相应方法临时将主动脉阻断，有效地、彻底地解决了失血，同时增加并维持了阻断主动脉近端的血压。

一、外部压迫阻断主动脉

"主动脉临时阻断"的想法，需要医生以最简单的方式进行操作，才能实现快速有效的控制出血、维持血压，最容易操作的就是通过外部对躯干相应位置进行压迫，利用力量传导，进而压迫住主动脉，实现"主动脉临时阻断"。目前常见的应用于院前止血的外部压迫方法包括：使用腹、盆、股结合部止血带、体外近端腹主动脉压迫术等（图2-5）。

1. 腹、盆、股结合部止血带

腹、盆、股结合部止血带是一种在骨盆部位使用的特殊止血带。该装置主要针对包括骨盆、臀部、会阴部和腹股沟在内的躯干与下肢连接部损伤。其设计原理是希望通过装置特有的止血带对结合部位受损血管产生持续、稳定的机械压力，以实现阻断创伤区域主动脉、减少活动性出血、维持患者血压。目前美国食品药品管理局

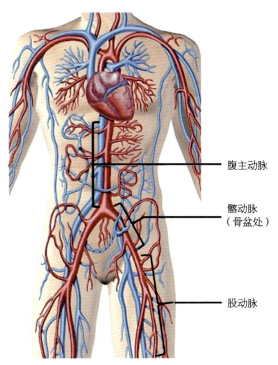

图 2-5 · 主动脉压迫部位解剖示意图

（FDA）批准应用的腹、盆、股结合部止血带有4种，分别是：战备钳（CRoC™）、交界部位紧急救治装置（JETT™）、SAM交界部止血带（SAM-JT™）和腹主动脉交界止血工具（AAJT™）（图2-6～图2-9）。

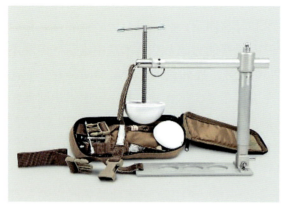
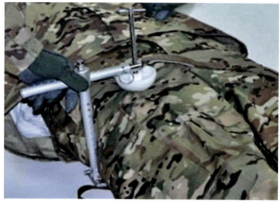

图2-6 · 战备钳

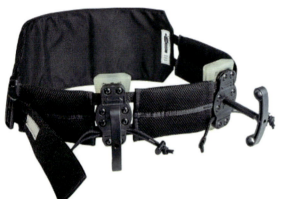
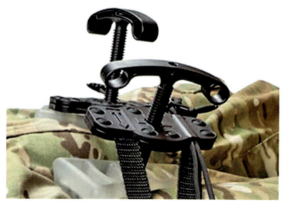

图2-7 · 交界部位紧急救治装置

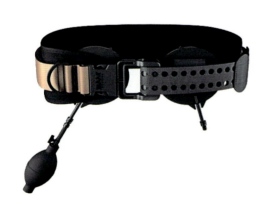
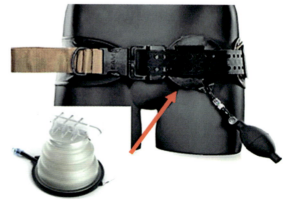

图2-8 · SAM交界部止血带

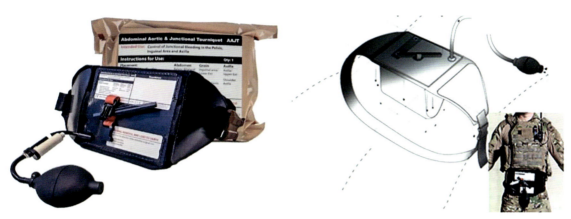

图 2-9 · 腹主动脉交界止血工具

结合部止血带不仅起到压迫阻断主动脉的作用，还可以帮助固定骨盆，从而减少骨盆骨折引起的活动性出血。其中，CRoC™ 只能实现单侧损伤的止血，而 JETT™ 和 SAM-JT™ 均可以实现双侧损伤止血，AAJT™ 甚至能够通过阻断远端腹主动脉，控制整个骨盆及下肢区域的活动性出血。这些装置都可以在经过系统训练后，由单人完成操作。目前研究结果显示，AAJT™ 的压迫时间应小于 1 小时，其余三种装置的压迫时间可以适当延长至 4 小时，压迫时间过长可能会引起远端缺血，引发肠管、皮肤坏死等严重并发症。

但是，结合部止血带的应用多为军事用途，在民用院前的报道极少，且多数研究来自智能模具和动物实验，缺少深入的临床实践作为验证。

2. 体外近端腹主动脉压迫术

体外近端腹主动脉压迫术（PEAC）是指在患者脐上相应位置（主动脉走行区的体表位置）从体外压迫腹主动脉，以实现"主动脉临时阻断"，控制腹腔盆腔结合部及双下肢的活动性出血，维持血压的复苏救治技术。该技术的用途与腹、盆、股结合部止血带相似，主要针对盆腔、腹股沟及下肢的大出血，可以由医护人员自身的手掌压迫（manual-PEAC）实现（图 2-10），也可以使用相应的气压设备（device-PEAC）（图 2-11）完成。

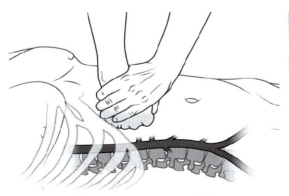

图 2-10 · manual-PEAC 示意图

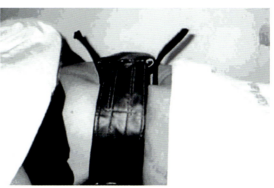

图 2-11 · device-PEAC 示意图

PEAC 于 1997 年被首次报道，Keogh 成功救治了一个产后大出血的患者。随后，该技术被应用在破裂腹主动脉瘤和多发伤患者的抢救上，并取得了一定效果，尤其是在创伤性休克患者的救治中发挥着很大作用。由于创伤发生的现场往往不具备必要的专业医疗设备和人员，因此，PEAC，尤其是不需要特殊设备的 manual-PEAC 技术，可以在早期复苏救治中实现对腹、盆、股结合部动脉活动性大出血的暂时控制。在静止的硬质场地和足够的外部力量压迫下，manual-PEAC 能够实现效果确切的主动脉阻断，但无法在移动的救护车、直升机等救治载具上应用，且对患者体型有一定要求。研究显示，PEAC 实现有效的主动脉阻断需要 36 ~ 64 kg 的重力压迫或 103.5 ~ 114 mmHg 的外部压力，因此，救治人员的体重也是影响救治效果的关键（若体重较轻，则其自身重力难以达到足够的外部阻断压力）。

但由于救治人员无法长时间保持有效压迫姿势和力量，且在移动的救治载具上难以实现有效的主动脉阻断效果，因此，PEAC 主要是在创伤现地无条件进行其他治疗时采用，当具备进一步医疗条件后，应当及时调整救治策略，实施其他复苏措施。

3. 外部压迫的局限性

虽然现有研究成果显示外部压迫实现主动脉临时阻断能够控制部分患者的活动性出血，为患者赢得送往医院进行进一步救治的时间，但是，由于胸腔和腹腔的骨骼、组织和脏器众多，主动脉位置较深，通过在躯干相应位置的外部压迫来实现"主动脉临时阻断"常常收效甚微，且即便临时完成压迫，只要患者或外部压迫人员、装置的位置稍有改变，即会导致压迫失败，造成再次大量失血。同时，大出血后形成的血肿同样加大了通过外部压迫实现主动脉阻断的难度。而且，这些外部压迫技术主要是在腹部和盆腹腔结合部等主动脉相对表浅位置进行压迫，其适用范围有限，且"主动脉临时阻断"效果不确实，需要许多特定条件配合（患者体型不宜过胖、操作者手法熟练、外部压迫力量需要较大、外力需持续压迫等），在临床实际应用中存在很大局限性。

二、腔内实现主动脉临时阻断

用于休克复苏的主动脉腔内球囊阻断（REBOA）是"主动脉临时阻断"理论在临床上的最佳应用，它通过腔内途径，使用相应尺寸的顺应性球囊，阻断损伤部位近端主动脉的相应节段，增加阻断近端血压，维持患者基础生命血压，为严重的创伤性休克患者提供临时的、复苏性有效止血的抗休克救治方法，为患者的转运和手术争取时间，为生命赢得机会（图 2-12）。根据限制性液体复苏的原

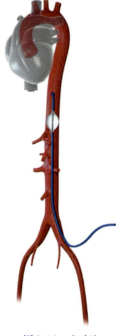

图 2-12 · 主动脉腔内球囊阻断示意图

则，在活动性出血未得到有效控制前，快速大量的补液对患者可能是有害的，不仅增加失血量，还会加重组织器官的缺氧情况，REBOA 可以实现早期有效的止血，维持患者的基础血压，保证心、脑供血，为有效的液体复苏提供了前提和基础。

这种对患者进行"主动脉临时阻断"，进而达到有效的复苏性止血、维持患者生命血压的方法，相对于"液体复苏"的概念，可以称为"主动脉复苏"。REBOA 的主动脉复苏能够达到多种有益效果，除了维持基础生命血压，增加后负荷将提高中心血压，还能改善脑部和心肌的灌注。球囊远端血流量减少也会减轻对创伤脏器的灌注，实现有效止血。胸主动脉阻断可用于控制腹部及以下部位的出血，而肾动脉开口水平以下的主动脉阻断可以有效控制盆腔大出血。

"主动脉临时阻断"理论指出，对于严重创伤性休克患者的复苏，关键在于主动脉的早期阻断，以保证患者基础生命血压，实现有效止血，即使这种止血是复苏性的姑息操作，但是作为救治桥梁，该技术使得一部分危重患者的彻底手术止血变得有机会实现，而且在后期彻底手术止血过程中，其应用还可以帮助术者发现具体出血部位，增加手术成功率。

这一新型抗休克治疗，不仅能够有效控制失血，增加并维持阻断近端的血压，还能在阻断近端实现有限血容量的重新分配，集中保证心、脑等重要器官的供血，为患者得到进一步救治赢得时间，让相对和绝对不足的有限血容量真正做到"集中力量办大事"。但是，由于其操作的特殊性和本身的特点，"主动脉临时阻断"时间过长，会引起阻断远端的缺血、复通后的再灌注损伤、血栓形成、远端缺血脏器功能受损、衰竭甚至坏死等许多严重的并发症，会在阻断的同时或解除阻断后给患者造成巨大打击，甚至造成患者死亡，是一柄"双刃剑"。要妥善地利用这一抗休克利器，必须了解这些严重并发症，熟练应对预防和治疗的方法，掌握主动脉腔内阻断球囊的使用适应证和方法技巧。

参考文献

[1] Tovmassian R V, Kragh J F, Dubick M A, et al. Combat ready clamp medic technique [J]. Journal of Special Operations Medicine, 2012, 12（4）: 72-78.

[2] Campion E M, Fox C J. Prehospital hemorrhage control and REBOA [J]. Current Trauma Reports, 2019, 5（3）: 129-136.

[3] Gates K S, Baer L, Holcomb J B. Prehospital emergency care: evaluation of the junctional emergency tourniquet tool with a perfused cadaver model [J]. Journal of Special Operations Medicine, 2014, 14（1）: 40-44.

[4] Chaudery M, Clark J, Wilson M H, et al. Traumatic intra-abdominal hemorrhage control: Has current technology tipped the balance toward a role for prehospital intervention? [J]. Journal of Trauma and Acute Care Surgery, 2015, 78（1）: 153-163.

[5] Clarke J R, Trooskin S Z, Doshi P J, et al. Time to laparotomy for intra-abdominal bleeding from trauma does affect survival for delays up to 90 minutes [J]. Journal of Trauma & Acute Care Surgery, 2002, 52（3）: 420-425.

[6] Morrison J J, Ross J D, Rasmussen T E, et al. Resuscitative endovascular balloon occlusion of the aorta: A gap analysis of severely injured UK combat casualties [J]. Shock, 2014, 41（5）: 388-393.

[7] Markov N P, Dubose J J, Scott D, et al. Anatomic distribution and mortality of arterial injury in the wars in Afghanistan and Iraq with comparison to a civilian benchmark [J]. Journal of Vascular Surgery, 2012, 56（3）: 728-736.

第三章
复苏性主动脉腔内球囊阻断概述

第一节·主动脉腔内球囊阻断概念的提出背景及历史发展

严重的创伤性休克患者，早期即会出现血压迅速下降、心脑供血不足等血流动力学紊乱表现，是急诊抗休克救治的重大难题。如果无法在早期及时纠正血流动力学紊乱，会增加后期的救治成本，明显增加死亡率。临床数据和真实世界证据表明，躯干部出血的休克患者，其死亡率具有时间依赖性，每隔15分钟其死亡率会相应增加，因此针对这类疾病的救治，必须保证及时、有效。

随着复苏救治理论的不断进步和技术的不断实践，急诊医生发现，如果能够在休克早期及时阻断损伤近端主动脉，不但可以有效减少失血，还可以增加阻断部位近端主动脉的后负荷，维持基础血压；同时，使阻断部位近端的有效血容量绝对或相对增加，重新分配有限的心输出量，增加流向心、脑等关键器官的血流量。这一系列救治理论可以有效增加严重的创伤性休克早期救治成功率，为后期进一步治疗赢得必要的时间。这一理论的核心技术，就是使用主动脉腔内阻断球囊（救命球囊）进行休克复苏。

作为创伤性休克复苏的有效手段，尤其是主要针对躯干部创伤、脏器创伤、主动脉及其分支损伤等情况，主动脉腔内球囊阻断（REBOA）最早出现在战场的美军救治单元，其目的是对严重的胸腹部损伤进行复苏性止血，维持伤者基础血压。早在1954年的朝鲜战场上，美军已经开始探索性地使用REBOA技术进行早期抗休克治疗。虽然效果在当时并不理想（前文已提及，2例患者均死亡），但为之后的研究进展提供了重要依据。

1976年，Ledgerwood尝试在钝性脾脏破裂的创伤性动物模型上应用了REBOA技术，结果表明该技术能明显改善创伤后大出血的控制效果，术后动物存活时间明显延长。随后，在1986年，Low教授报道了对23例不可压迫性躯干大出血的患者使用REBOA的救治结果。在放置球囊阻断主动脉后，患者的血压均发生明显改善，虽然最终的生存率只有26%，但早期效果得到了肯定。其中，球囊的放置方式采用了经皮穿刺和动脉切开两种方法。1989年，Gupta的报道将REBOA的应用适应证扩大到腹部穿透伤患者，总共21例患者中，20例在使用REBOA后血压维持得到明显改善，最终的生存率达到33%。

在REBOA取得一定成功后，学者们开展了一系列动物实验研究。Spence和Sesma先后发现了REBOA在心肺复苏方面的特殊作用。对于心搏骤停及心室颤动的动物模型（犬的心搏骤停模型和猪的心室颤动模型），进行心肺复苏联合REBOA较单纯进行心肺复苏能显著改善动物心、脑的血流量，冠状动脉压和脑灌注压都有明显升高。这表明，联合使用REBOA显著提高了心肺复苏的救治成功率。英国的Morrison教授在2014年报道了不同模式REBOA治疗不可压迫性出血动物模型的探索比较。采用肝脏部分切除＋脾脏切除的方法制作不可压迫性躯干出血的猪模型，将模型分成三组，分别进行持续REBOA、间断REBOA和普通抗休克（补液、外部压迫等）治疗。研究结果显示，REBOA能够明显提高并维持休克动物的收缩压，并将死亡率从100%降低至25%。

REBOA的临床探索一直在延续。在血管外科领域，2000年，Greenberg率先在破裂腹主动脉瘤患者的抢救中应用REBOA，用于维持患者基础血压，随后进行支架置入，效果显著，3例患者均救治成功，顺利出院。在创伤外科领域，REBOA更是获得了巨大的展示空间。Brenner在2013年使用REBOA成功救治了4例钝性创伤患者和2例锐性穿透伤合并大出血的患者，结果显示，无论通过股动脉穿刺或切开放置REBOA球囊，均未产生严重的并发症，且球囊扩张完成阻断后，患者的血压均得到明显改善。Morrison在2014年报道了英国近10年间的战伤救治情况分析报告，报告指出，在近10年间1 317例战伤患者的救治中，244例（18.5%）存在躯干或盆腔出血，具有REBOA的使用适应证，但是由于现场缺乏进行REBOA操作的条件（人员或场地、器械不足），导致174例患者死亡，其中79例死于受伤现场，66例死于转运途中，29例死于后送的医院。由此可见，REBOA对于创伤性休克患者的救治，尤其是在战场环境下的救治，意义巨大。2016年，Morrison回顾了过去的83项研究，累计使用REBOA救治患者857例，包括产后大出血、严重上消化道出血、骨盆骨折、创伤后大出血及主动脉瘤破裂等，总病死率为49.4%。在使用REBOA后，几乎所有患者血压都有明显改善。Abe提供的日本10年间（2004—2013年）针对创伤性休克患者的救治结果显示，使用REBOA后患者（636例）的病死率更低。Moore回顾分析了2011—2015年休斯敦创伤中心接受REBOA治疗的31例创伤性休克患者，经REBOA治疗后，其血压均明显改善，总生存率达到32%。

抗休克治疗早期"在出血脏器和血管的近心端直接阻断主动脉进行抗休克复苏及止

血"是一个大胆而富有挑战的想法。随着腔内技术的进步与发展，这逐渐成为现实。1954年，美国人 Hughes 提出该理论并进行了创新性实践，历经半个多世纪的发展和演变，REBOA 已经逐渐形成了用于战场和院前的成熟产品，并拥有了与之配套的救治理论和操作流程，成为严重创伤性休克救治中的重要组成部分。通过建立合适的外周动脉通路，将相应尺寸的顺应性球囊放置在主动脉的目标位置（主动脉的不同区域），从"源头"治疗出血、维持血压，有效抗休克。而且随着技术的不断成熟，REBOA 的最大优势是可以在合适的时间"解除"主动脉阻断，从而避免远端器官组织的长期缺血造成缺血再灌注损伤，同时在需要时重新开放被堵塞的主动脉，能够为术者在术中寻找准确出血部位提供有力的帮助。由于简便的操作和确切的复苏治疗效果，REBOA 已经成为目前院前和战场环境下抗休克复苏治疗的重要组成部分。

第二节·主动脉腔内球囊阻断概要及主要步骤

经过一系列研究和论证，REBOA 从最初的"无从下手"到现在的"得心应手"，逐渐形成了自己的体系和流程。

一、用于休克复苏的 REBOA 概要

REBOA 的作用原理是，通过患者外周血管的腔内通道进入，将符合患者主动脉尺寸的顺应性球囊沿已经建立的血管通道放置在主动脉出血部位的近心端，按照需要扩张和收缩球囊，达到控制出血、维持血压和恢复远端灌注等治疗目的。由于 REBOA 阻断主动脉时完全隔绝了阻断部位远端的脏器和组织的血供，其独特的作用原理和操作流程可能导致许多严重的并发症（脏器和组织缺血、再灌注损伤、功能衰竭、血栓形成等）。因此，在使用 REBOA 前需由专业医疗人员进行风险-收益评估，确定伤情、患者情况及救治环境符合操作的适应证。如果经过判断，患者确实需要进行 REBOA，则应按照其操作规范进行。建立动脉血管通路对于创伤性休克的抢救，尤其是 REBOA 的操作，至关重要。关于血管通路，目前公认的经验是，如果患者已经出现血流动力学不稳定，则一定需要建立血管通路。更积极的观点认为，对于创伤造成失血性休克的患者，无论是否存在明显持续出血，是否已经出现血流动力学不稳定，都要考虑尽快建立动脉通道，因为以血管通路为前提的腔内治疗可以为患者提供很多帮助，特别是患者后续病情发生急剧恶化的时候。若经验丰富的急诊医生判断患者可能发生生命体征危象，则可以预先建立动脉入路，因为血压急速下降后，进行动脉或静脉穿刺的难度将大大增加，必要时甚至可以进行动脉切开手术以建立动脉入路（表 3-1）。

表 3-1 · 顺应性球囊与非顺应性球囊的区别

	顺应性球囊	非顺应性球囊
材料厚度	薄	厚
爆破压	12～16 atm	18～20 atm
柔顺性		
跟踪性	强	弱
通过病变能力		
耐高压性	弱	强
精确扩张能力		

为了实现有效的主动脉阻断，REBOA使用的球囊必须是顺应性球囊。顺应性球囊既可以按照需要增加体积和直径，又可以在存在钙化或其他影响因素干扰的情况下更好地贴壁。使用REBOA，最理想也最常用的动脉通路是股动脉，因为其位置比较表浅，便于穿刺和切开建立血管通道。而且，在正常情况下，股动脉的尺寸和走行也十分适合REBOA的进入和输送操作。

REBOA的球囊要发挥阻断主动脉控制出血的作用，必须放置在损伤器官、分支血管或主动脉本身破口的近心端。根据阻断部位和主动脉阻断后对患者机体的影响，可以将主动脉分为三段，即三个区域：① Ⅰ区：左锁骨下动脉开口至腹腔干动脉水平；② Ⅱ区：腹腔干动脉至最低肾动脉水平；③ Ⅲ区：最低肾动脉水平以下主动脉（至髂动脉分叉水平）。可以根据其远端不同部位的损伤，阻断相应的区域以达到暂时控制出血、维持血压的目的（图3-1）。

有了REBOA的支持，急诊医生可以在有效维持患者基础血压的情况下，更加得心应手地进行严重创伤性休克患者的早期救治。

二、REBOA 的主要步骤

想要尽快使用REBOA进行抢救，需要按照既定流程进行操作，保证每一步按计划完成，顺利布置和撤回REBOA，才能安全有效地实施主动脉阻断，成功复苏。

1. 建立动脉入路通道

前文已经提到，针对严重创伤性失血休克的患者，尤其是已经存在血流动力学紊乱的患者，无论后期是否应用REBOA，

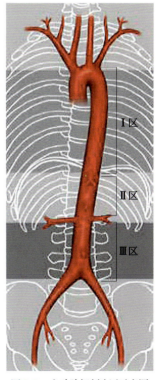

图 3-1 · 主动脉解剖分区示意图

在早期建立动脉通路都是十分必要的。建立通路的时间宜早不宜晚，因为后期随着患者休克加重，血容量降低，血压下降，血管会发生塌陷和痉挛，直径变小，建立血管通路难度明显增大，而且在建立过程中发生并发症的风险也相应增加。即便患者生命体征暂时稳定，也可能是处于"代偿期"，随着伤情的进展，随时可能出现血压下降、循环紊乱等情况。而且，早期建立动脉通路除进行补液等治疗操作外，还可以用于很多方面，包括有创血压监测、采集血液等。

股总动脉穿刺或切开最常用于建立 REBOA 的动脉通路。操作中应尽量避免在患侧穿刺，以防导丝穿出受损的髂动脉或主动脉破口。此外，不可以在腹股沟上方进行穿刺，因为穿刺过高可能在紧急情况下损伤肠道或腹膜后组织，引起腹膜后出血等严重并发症。同时，穿刺位置过高会给 REBOA 治疗之后可能需要的动脉修补造成麻烦。无论选择哪种方式建立动脉通路，唯一的原则是"尽快"，不要纠结于减少创伤，在穿刺困难时，应果断进行动脉切开术。

如果不确定穿刺进入的"地方"是什么结构，可以暂时将穿刺针固定在原位，并使用新的器械重新穿刺，避免因为需要按压穿刺点止血而无法进行其他操作，延误救治。如果判断患者的动脉通路很难建立，救治开始时就应该尝试同时开通双侧股动脉，如果患者同时合并骨盆骨折，发生血栓的可能性很大，同时开通双侧股动脉会大大减少操作成功需要的时间，且另一侧的通路可进行动脉栓塞以对骨盆骨折导致的盆腔出血进行止血。

同时穿刺双侧股动脉的优点还包括，如果后期使用 REBOA，另外一侧通路的动脉血压监测可以用来评估远端灌注情况，尤其是在使用 pREBOA 技术（后面部分会详述）的时候。而且，使用 REBOA 后需再开通另一侧动脉通路时，由于已经阻断了主动脉的血流，无法通过股动脉的搏动进行定位。因此，有必要预先建立双侧动脉通路。

研究报道，有部分案例是通过其他外周动脉，如肱动脉、桡动脉等建立动脉入路通道，进行 REBOA 操作的案例，但是结合目前的器械和技术，这些通路并不作为首选推荐。

2. 选择器械和定位

由于 REBOA 的操作需要一定的技术和理论基础，其所需器械也具有一定的特殊性，因此，有条件的中心应该首选专门用于抗休克的 REBOA 设备和器械进行相关操作。在不具备相应条件时，球囊的选择首先取决于目前手头能够获得的东西。常见球囊类型使用传统 "over the wire" 操作系统，如 Cook Coda（14 Fr）（图 3-2）、Medtronic Reliant（12 Fr）（图 3-3）和 Boston Scientific Equalizer 球囊（14 Fr）（图 3-4），这些球囊主要用于展开主动脉覆膜支架。一般而言，这些球囊可扩张至较大的直径（40～46 mm），能够适应任何尺寸的"健康"胸、腹主动脉。这些球囊一般缺少距离标志物，定位和扩张时需要依靠扩张球囊时使用的造影剂来明确球囊位置和扩张程度。在不开展覆膜支架手术的中心（缺少相应的顺应性球囊），可考虑使用大血管成形球囊，如 Cordis Maxi LD（12 Fr），其可扩大至 25 mm 直径。CODA LP 球囊为 9 Fr 系统，能够扩大至 30 mm，也可用于 REBOA。以上大血管成形球囊的直径足以治疗健康或年轻的患者。但是在使用中请记住，标准的血管成形球囊为高压球囊，平时的手术中，需要使用压力泵来完成扩张球囊。该装置设计通过高压球囊的扩张使斑块破裂而在动脉粥样硬化动脉病变中达到所需直径。在正常血管中，这种操作可能会导致血管内膜撕裂或夹层，因此在手术中最好使用注射器手推展开球囊以避免这种情况。但是，最好还是选择 REBOA 的专用球囊，如 Tokai Rescue balloon（RB）（图 3-5）和 Prytime ER-REBOA 球囊（图 3-6），后者的支架中包含一根导丝，操作时就无须预先置入导丝。

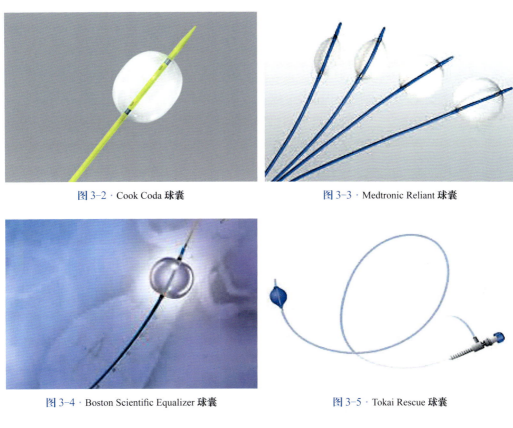

图 3-2 · Cook Coda 球囊　　　　　　　　　　图 3-3 · Medtronic Reliant 球囊

图 3-4 · Boston Scientific Equalizer 球囊　　　图 3-5 · Tokai Rescue 球囊

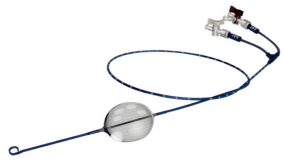

图 3-6 · Prytime ER-REBOA 球囊

选择好球囊之后，需选择合适的导丝来引导并展开球囊。其硬度需足以支撑REBOA导管，但不能过硬以避免在急诊略显急躁的操作中刺穿患者动脉壁，造成无法挽回的严重后果。为降低导丝操作的风险，导丝应具有非创伤性J形端头，如Rosen导丝。也有部分中心采用软端头导丝，如Amplatz或Lunderquist。此外，导丝还需具备足够的长度，以保证在患者体内开展操作的同时在体外留有足够的长度以安装REBOA导管。最后，其直径需匹配相应导管的中央通道。如情况紧急，可使用比建议尺寸更小的导丝。

在进行REBOA操作时，应在数字减影血管造影（digital substraction angiography，DSA）辅助透视成像下进行，准确输送导丝并定位球囊，以确保其走行在主动脉预定位置，避免其进入侧支动脉。需要注意的是，导丝不能向主动脉近端深入太多，否则导丝可能会影响并破坏主动脉瓣甚至穿透左心室，或进入颈动脉或椎动脉造成脑梗死。理想的导丝头端位置为胸廓降主动脉近端，此位置可以允许操作者根据实际情况在胸主动脉或肾动脉开口水平以下的主动脉中展开REBOA球囊。如果操作过程中显示的图像不清晰，一定要以实际止血效果为根据，不要执拗于拍摄出完美的图像，有经验的中心也可以根据超声检查辅助观察导丝位置。在紧急情况下无法成像时，甚至可以依据经验，测量鞘管与患者剑突之间的距离来保证球囊进入主动脉Ⅰ区。术者需谨记，REBOA属于紧急复苏性操作，其主要目标是为后期彻底手术提供桥梁，不需要也没办法做到像其他腔内手术一样的精准和完美。

3. 球囊扩张

在REBOA球囊到达指定位置后，就可以通过外部连接管进行球囊扩张，实现阻断主动脉，进行止血抗休克治疗。其中最为重要的是，务必确保使用液体扩张球囊。与其他腔内手术一样，一旦扩张过程中球囊发生破裂（已经有相关报道指出在实际REBOA操作中，确实有些球囊会发生破裂），球囊内容物会进入血管腔内。如果使用空气扩张球囊，球囊破裂会导致空气栓塞，引起致命后果。最理想的球囊内容物为：生理盐水和造影剂的1∶1复合溶液，应用这种内容物扩张的球囊，可以通过术中DSA来准确判断其具体位置。在紧急情况下，这项操作可能具有一定挑战性，因为液体准备需要时间进行，因此在急诊室抢救中，经验丰富的医疗中心也可以直接使用生理盐水进行球囊扩张（同样，为防止球囊意外破裂引起空气栓塞，即使紧急情况也不建议使用空气来扩张球囊），然后通过观察球囊上特定的标记、感受操作时阻力变化以及有创血压监测来间接确定球囊阻断的位置（球囊阻断近端的血压会在其扩张后升高而远端血压会下降）。

扩张球囊时，应以可控的方式缓慢开始，理想的情况是在DSA辅助观察下进行，同时注意监测患者的有创血压变化曲线。一旦术者在注射器推注过程中感觉到阻力，应立即停止扩张球囊；但这种阻力变化可能很微妙，因此术者必须经过适当培训以训练感知阻力变化带来的触觉差异。在DSA的监测下，球囊扩张后的透视结果应显示球囊"迅速"扩张与血管壁贴合，此时血压监测和各种临床检查结果可作为确认球囊位置的辅助手段。

另外，技术熟练的术者可以利用球囊扩张与血管壁相互作用的独特触感，进行无透视辅助的主动脉"盲法"阻断。

需要特别注意的是，在球囊扩张后，特别是在Ⅰ区进行扩张操作后，必须密切关注导管的位置是否出现变化。因为球囊阻断后，阻断近端的血压会发生明显升高和波动（球囊近端的收缩压可能因为球囊的阻断而突然升高 50 mmHg 甚至更多），血流动力学的急速变化可能会导致扩张的 REBOA 球囊被血流推向远端发生移位，如果移位超过损伤的主动脉远端，则会失去控制出血的效果，引起再次出血。另外，球囊可能一点一点地被推至主动脉远端，特别是使用短鞘管或软导丝的时候（支撑力不足），球囊发生移动的风险更高。如果阻断后未固定好球囊，则球囊可能在几秒钟内被推动到达主动脉分叉甚至更远端造成治疗失败，因此在整个治疗过程中，必须指定专人负责固定 REBOA 球囊的位置。

4. 球囊的回缩和撤出

在 REBOA 的操作流程中，遇见以下几种情况时需回缩或撤回球囊：调整球囊位置、查看术中出血灶部位、短暂恢复远端肢体或器官的灌注或手术完成后。

球囊回缩最重要的原则是：一定要非常缓慢。此时的患者出血情况已经得到一定控制，不需要紧张的操作，而且快速回缩球囊将不可避免地引起血流动力学剧烈变化，导致急性循环衰竭（开放远端动脉使患者血容量严重相对不足，并引发致命的缺血再灌注损伤）。在撤出球囊前，需确保球囊已完全回缩，且撤出的同时通过造影仔细观察主动脉情况。因为 REBOA 是在急诊情况下进行的手术，可能会在整个操作过程中忽略很多细节，我们应该防止在撤出器械时对事前未经明确诊断发现的主动脉原有病变（粥样硬化、夹层、动脉瘤等）造成损害，并在误伤主动脉后及时发现，避免造成严重后果。

另外，在进行球囊回缩操作前，医疗团队必须做好应对缺血再灌注损伤的准备。通常可适量使用血液制品复苏患者以维持"良好"的血压。在部分情况下，需要用血管活性药物来维持血压，但使用前需排除活动性出血并确保患者具有足够的血容量。手术团队和麻醉团队之间的良好沟通至关重要，尤其是在出现急性循环衰竭，需要迅速再次扩张球囊时。同时还应准备好处理与再灌注损伤相关的电解质紊乱，如严重的代谢性酸中毒、高钾血症等。我们应该时刻牢记，在置入 REBOA 后的几小时内将可能出现缺血再灌注损伤，要做好应对准备，在紧张的止血完成后应该转而关注休克和失血造成的患者生命体征和内环境的变化。

在 REBOA 的任务完成，球囊回缩且判断无须再次扩张时，应尽快撤出球囊。已有经验表明，球囊和导管长时间留置于血管腔内，尤其是在使用后不及时撤出，将会导致截肢或严重的血栓形成。所以，在确定不需要继续使用球囊及导管后，应及时撤出腔内器械。如果确实需要把器械留在腔内，我们建议每分钟用 10～20 mL 生理盐水冲洗，并每小时检查一次肢体远端的情况，避免造成远端缺血坏死。

5. 取出鞘管

REBOA 术后撤出球囊和导管后应及时取出鞘管，这一步相当重要，可以有效避免血栓形成，降低鞘管本身堵塞血管影响下肢灌注的可能性，减少截肢风险。取出大鞘管（8 Fr 或更大）的最佳选择是开放手术探查，然后对股动脉进行缝合。拔出鞘管后手动压迫止血不适用于患有凝血疾病或存在凝血功能障碍的患者。

当鞘管较小时（7 Fr 或更小），可使用血管闭合装置（如 Abbott Perclose Proglide、Angio-seal 等）缝合动脉。在手术结束时，应通过人工触诊或多普勒超声确认足背动脉搏动情况。超声检查可为预后提供一些细节线索。如果不能确定远端灌注是否正常，则应该直接进行血管造影，必要时进行血栓取出术。一些专家主张在 REBOA 术后常规使用远端肢体血管造影以排除血栓形成及其造成的远端缺血。

在决定取出鞘管时，手术医生要确保当患者开始复温后，不会在病房或者重症监护室再次出血。

第三节 · 主动脉腔内球囊阻断的适用范围和适用场景

REBOA 经过不断的研究和发展，已经形成其特有的理论和相对固定规范的操作流程和步骤，成为早期创伤性休克患者的重要复苏救治手段之一。为了更好地发挥 REBOA 的作用，实现控制出血、维持血压等早期抗休克救治效果，应在创伤早期即对患者使用该技术，同时综合考虑其可能发生的严重并发症。REBOA 主要的适用范围是：若不进行主动脉临时阻断，则血压持续下降、生命体征急速恶化，无法存活至接受进一步救治的患者。由于其适用范围主要针对早期、严重的创伤性休克患者，因此，使用场景主要集中在急诊室、战场、交通事故现场等一切可能发生创伤性休克的环境（图 3-7）。为了充分发挥 REBOA 的作用，其主要使用群体，应该是急诊创伤外科医生、掌握了基本腔内操作技术的内科医生及麻醉医生，以及经过系统培训的院前急救人员。在这些真正站在创伤现场的

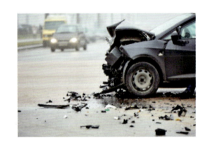
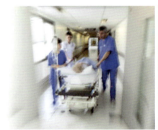
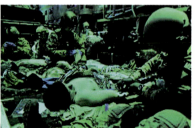

图 3-7 · REBOA 应用场景

医疗人员眼中，REBOA绝对是一柄抗休克利剑，同时由于其严重的并发症，这柄利剑具有两个"利刃"。

创伤外科是极具挑战性的学科，因为创伤外科医生常常需要跳出自己的舒适区，背弃传统的固定临床思维，在突如其来的挑战面前，迅速做出拯救生命的决策。这需要丰富的临床经验和扎实的理论基础，因为创伤不仅是引起患者肠道穿孔、骨盆骨折、脾脏破裂等解剖性损伤，更严重的是创伤后续效应对患者的生理基础造成的"海啸"般严重打击，如血压下降、氧合功能受损、凝血功能紊乱、体温下降等。对于这种严重的、复杂的创伤性休克患者，最理想的处理办法是直接将患者带进手术室，且最好是具备腔内操作条件的杂交手术室，打开腹部（或胸部），配合腔内操作进行止血，包括结扎血管、填塞止血等。但是，这需要许多前提条件，包括患者血压能够维持在一定安全范围内，保证其能够耐受手术和麻醉，手术室和手术人员随时待命，最好是救护车能够直接开进手术室。但这些显然是不现实的。

创伤外科医生在很多时候无暇选择"最好"的方案，而急需一种能够快速起效的技术来控制患者出血、维持其基础生命血压，将患者的生命体征稳定在安全范围，从而为进一步治疗争取机会和时间。在治疗的过程中，充满了各种"选择"和"矛盾"。例如，如果患者肝脏受伤，你是否应在手术过程中给止血药或抗凝药？什么会对你面前的患者造成更大风险，是肝脏出血还是动脉修复后的血栓形成？这些决定并不容易，而且通常很匆忙，甚至可能会违背你在选择性练习中习惯做的所有事情。在这种情况下，最佳方案可能与你通常习惯的事情不同。

救治时间对于创伤和出血的患者至关重要。REBOA几乎满足了创伤外科医生的一切要求，它专注于患者生命所受到的最直接威胁，迅速控制解剖性损伤的同时，能够加快生理恢复。

急诊室是REBOA发挥作用的主要场所之一（图3-8）。急诊外科医生在使用REBOA时，常常需要改变自身的思维方式，因为在遇到紧急的创伤性休克患者时，无法确定自己做出的决策和选择是否最正确。医生在面对一名多发创伤、呼吸困难、骨盆骨折、腹部膨隆、无尿、昏迷、收缩压明显下降的患者时，很难开展详细的检查后再精心地制订治疗计

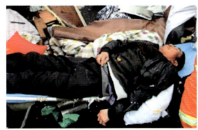
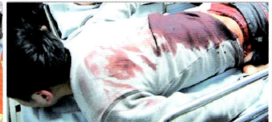
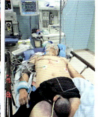

图 3-8 · 严重的创伤性休克患者

划。在快速解决或排除气道问题后（缺乏有效的气道会导致患者迅速死亡，因此确认并开放有效气道是急诊医生的首要任务，可进行气管插管，必要时行气管切开，开放气道最重要的是"及时"），循环问题是可能导致休克的关键。对于四肢损伤，止血带可以完成大部分止血工作；对于开放性伤口，除了普通手法压迫，创造性地使用导尿管球囊进行伤口内部压迫可能会有特殊的治疗效果。在确定潜在出血源后，需及时控制出血。当外部压迫和止血带均无法控制活动性出血、维持患者血压时，你需要想到REBOA，并快速用手边的器械完成这一操作。急诊医生通过REBOA实现主动脉临时阻断后，根据患者血压变化情况，再实施后续的损伤控制性手术等进一步治疗。

REBOA的另一个适用场景，是战场。面对遭受火器伤、震荡伤、烧伤、撕裂伤等复杂、致命创伤的伤员，即使是经验丰富的创伤外科医生也会感到震惊、错愕，很难做出准确的判断。快速进行手术止血吗？手术场地和人员可能无法准备就绪，而且伤员的生命体征可能也无法耐受麻醉和手术，血压持续降低，出现呼吸困难、体温降低等预后不良情况。但是无论怎样抉择，及时控制出血和维持患者血压无疑是慌乱的处置中必定正确的选择。暂时抛开外露的肠道、离断的手脚、淋漓的鲜血，经过评估后进行主动脉临时阻断以实现从源头控制出血、维持血压，先保证伤员的生命，才有可能进行彻底的手术治疗。

甚至在某些院前场景，包括遭受创伤的现场，REBOA都是能够创造奇迹的有力武器。如果院前急救人员经过系统培训，掌握了REBOA的操作流程和原理并及时进行操作，在REBOA完成后的主动脉临时阻断情况下，对伤员进行延长转运是可行的。这意味着REBOA作为一道创伤复苏的桥梁，虽然无法彻底完成对创伤性休克和出血的治疗（彻底止血需要通过腔内或开放手术完成），但是能够为伤员延长转运的时间，进而赢得接受彻底治疗的机会。

目前的研究和实践表明，REBOA能够通过临时阻断主动脉来控制患者出血、维持血压、成功复苏，但也可能会导致远端肢体、脏器缺血、再灌注损伤、血栓形成等严重并发症，故使用时应该严格评估其适用范围和适用场景。对经过评估符合REBOA适应证的患者，应尽快在适当场所完成操作，尽快控制出血、完成复苏。同样应该牢记的是，在任何场所和环境下，REBOA仅仅是一道"桥梁"，无法替代手术、补液、药物等治疗，应该在出血和血压等得到控制后，尽快转运患者至能够进行手术的救治单元接受彻底的救治。同时，在使用时和使用后，均应重视并积极预防REBOA相关并发症。

参考文献

[1] 张昊，陆清声.复苏性主动脉腔内球囊阻断术在早期抗休克治疗中的应用及进展[J].中华胸心血管外科杂志，2020，36（10）：637-640.

[2] Hughes C W. Use of an intra-aortic balloon catheter tamponade for controlling intra-abdominal hemorrhage in man [J]. Surgery, 1954, 36 (1): 65-68.

[3] Morrison J J, Galgon R E, Jansen J O, et al. A systematic review of the use of resuscitative endovascular balloon occlusion of the aorta in the management of hemorrhagic shock [J]. Journal of Trauma and Acute Care Surgery, 2015, 80 (2): 324.

[4] Abe T, Uchida M, Nagata I, et al. Resuscitative endovascular balloon occlusion of the aorta versus aortic cross clamping among patients with critical trauma: A nationwide cohort study in Japan [J]. Critical Care, 2016, 20 (1): 400.

[5] Stannard A, Eliason J L, Rasmussen T E. Resuscitative endovascular balloon occlusion of the aorta (REBOA) as an adjunct for hemorrhagic shock [J]. Journal of Trauma and Acute Care Surgery, 2011, 71 (6): 1869-1872.

第四章
主动脉腔内阻断球囊及辅助器具

第一节·主动脉腔内阻断球囊的发展

随着"主动脉临时阻断"这一新型复苏理论的发展，用于休克复苏的主动脉腔内球囊阻断（REBOA）技术应运而生，也产生了一系列用于主动脉腔内阻断的球囊。

最初在战场上，Hughes应用REBOA时所使用的阻断球囊是当时的Dotter-Lukas 1号球囊导管，其直径是10 Fr，球囊本身不透X线，长125 cm，由单腔连接球囊和近端的Luer-Lok注射器，被堵住的导管终端呈圆形。球囊距离终端（导管远端）1 cm，完全扩张球囊需要注射20 mL无菌生理盐水。整个球囊并没有独立的无菌包装，使用前，需要用烷基二甲基苄基氯化铵溶液（洁尔灭）浸泡20分钟消毒。由于消毒和本身操作较复杂，在研究开始时，面对第一例符合指征的伤员，研究人员甚至没有想到去应用该器械，导致第一例患者由于失血过多，血压急速下降，没来得及躺上手术台便宣告死亡。

Hughes的研究中应用了REBOA的2例患者，亦由于不同原因最终死亡。其中一例在早期使用REBOA后，血压得到维持（110/70 mmHg），但是球囊回缩后，血压不稳定，出现下降，重新扩张球囊后，血压又控制在100/54 mmHg。但是经过反复尝试，始终无法彻底回缩球囊（回缩后血压随之下降），最终患者还是因为血压下降、失血过多、器官功能衰竭而死亡。另一例患者早期没有使用REBOA，而在手术台上经股总动脉置入REBOA在膈肌平面后，患者血压始终无法维持，最终虽然手术控制了髂静脉的出血，但是患者还是由于早期失血过多、器官功能衰竭而死亡。早期REBOA球囊器械的使用不便，导致其在创伤的早期救治中很难得到充分的应用。

随着腔内技术的不断进步，用于REBOA的球囊也在临床尝试和研究中不断得到改进。在19世纪60—70年代，Fogarty导管（图4-1）和Foley球囊（图4-2）是REBOA的主流器械。在1954年Hughes的尝试后，1962年，Hesse和Kletschka对一例破裂腹主动脉瘤患者的主动脉置入了20 Fr的Foley球囊进行抢救。研究也发现，这一技术对患者的主动脉相对安全，因为即使在尸体的血管内给球囊注入 100 mL 液体，其动脉也未发生明显损伤。1970 年，Robicsek 报道了对 24 例破裂腹主动脉瘤患者使用同样的 Foley 球囊进行出血控制和抗休克治疗，证明了该技术和球囊的可行性。1971 年 4 月在 Brook 医院的创伤急救中心，Howard 团队为一名腹痛伴后背放射痛 3 天，加重 1 天后休克昏迷的患者进行了检查，发现其肾动脉开口以下的腹主动脉存在动脉瘤，瘤壁薄弱，并且已经出现破裂。血管外科医生紧急进行了腹主动脉瘤切除术及人工血管（涤纶移植物）移植术。但解除阻断钳后，肾动脉水平的主动脉上出现了一个小裂口，团队使用了 30 Fr 的 Foley 球囊导管从移植物穿刺进入胸主动脉高度，通过导管尾端注射 30 mL 生理盐水进行阻断，在控制出血、维持患者血压后，成功完成小裂口的修补。多次实验研究和临床尝试表明，Foley 球囊导管有两项重要的用途：① 在手术开始阶段，切开动脉瘤颈之前快速、有效地阻断主动脉进行止血；② 如果人工血管吻合完成后出现大出血，其能够及时扩张，为近端缝合的区域提供良好、清晰的术野。

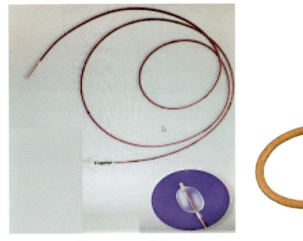

图 4-1 · Fogarty 导管

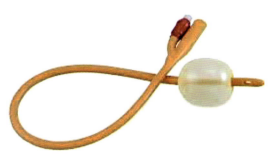

图 4-2 · Foley 球囊

Fogarty 导管也是 REBOA 的早期选择之一。除常规入路以外，1976 年，Anastacio 和 Edward 用 8/22 Fr 的 Fogarty 导管经左锁骨下动脉进入降主动脉，对 5 名破裂腹主动脉瘤的患者进行抢救，并最终成功救治其中的 4 名患者。他们在局麻下切开近端左锁骨下动脉，借由导丝和泛影钠辅助，将 Fogarty 导管置入患者的降主动脉的动脉瘤近端，进行 REBOA 操作。虽然这种入路会带来一些麻烦，如误入升主动脉、导管在降主动脉打折等，但是经过调整，仍旧能够达到控制出血、维持血压的治疗目的。

1986 年，Low 报道了使用 Percluder 球囊（Percluder, Intervascular, Clearwater, Florida）导管进行主动脉阻断来维持血压，抢救创伤性休克患者。1989 年，Gupta 同样使用 Percluder 球囊经股浅动脉入路，对严重创伤性休克的患者进行救治。通过切开右侧股浅动脉建立动脉通路，将球囊放置在患者的腹腔干动脉近端进行出血控制。Percluder 球囊同样取得了不错的效果。

1990 年，Paul Spence 使用 Datascope 球囊对创伤性休克实验动物模型（狗）进行主动脉阻断止血、抗休克救治，结果证明该球囊（Datascope，Paramus，New Jersey）配合心肺复苏能够增加休克动物的心、脑血流。进入 21 世纪，随着腔内手术技术和器械的不断进展，用于 REBOA 的理想大球囊也逐渐成熟。包括 Coda 球囊（Cook Medical，Indianapolis，IN）在内的顺应性球囊逐渐成为 REBOA 的首选工具。

第二节·现有主动脉腔内阻断球囊介绍：美国、日本的研究进展和中国的未来

随着技术和产品的不断发展，其安全性亦有了较大提升，应用范围逐渐从军事环境扩展至民用抗休克治疗。REBOA 在美国和日本的民用医疗急救中开展较早，已形成独特体系并取得广泛认可，其产品种类众多，目前在日本和美国的应用最广泛，也最为规范。

一、日本 REBOA 研究进展

REBOA 在创伤性休克复苏中的作用逐渐凸显，尤其是在早期抗休克和围手术期的出血控制和血压维持中具有独特的优异表现。但是由于其原理本身存在一定风险，尤其是其可能带来的严重并发症，针对这项技术的研究规模一直不大，病例数相对较少。这对于 REBOA 相关器械的研究，尤其是其球囊的改进是不利的。在日本，虽然目前还没有 REBOA 的专门研究机构或全国性报道，但是，由日本诊断和急诊放射介入及护理创伤学会（Diagnostic and Interventional Radiology in Emergency，Critical Care and Trauma，DIRECT）组建的主动脉球囊阻断（intra-aortic balloon occlusion，IABO）登记处能够并已经收集日本国内的 REBOA 相关临床观察数据和资料，进而进行 REBOA 技术及相关器械的研究。

在日本，已通过审批，可用于成年人的 REBOA 球囊包括（根据不同尺寸分类）：7 Fr（Rescue Balloon，Tokai Medical Products，Aichi，Japan），10 Fr（IABO Block Balloon，Senko Medical Instrument Mfg. Co，Ltd，Tokyo，Japan），12 Fr（Lock Balloon，Tokai Medical Products，Aichi，Japan）和 14 Fr（Equaliser Occlusion Balloon Catheter，Boston Scientific，Massachusetts，USA）（图 4-3）。这些球囊能够经盲穿（不需要超声等辅助进行动脉穿刺）、超声辅助穿刺或动脉切开被置入主动脉的相应位置。随着球囊尺寸的增大，以往的小尺寸鞘管（4 Fr 或 5 Fr）不再适用 REBOA 的应用，而且这些球囊进入主动脉的全过程，都需要经过导丝在 DSA 辅助下的引导来完成。

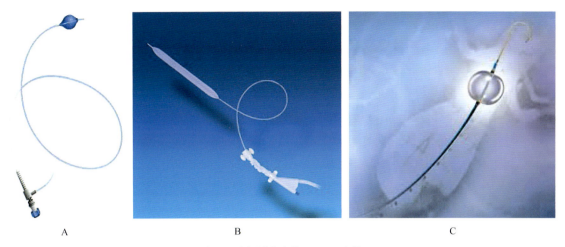

图 4-3 · 用于成年人的 REBOA 球囊
A. Rescue 球囊；B. IABO Block 球囊；C. Equaliser Occlusion 球囊导管

二、美国 REBOA 研究进展

美国使用 REBOA 对创伤性休克患者进行救治，始于军事用途。据美军统计，每 100 名战场死亡伤员中，约 8 名死于呼吸困难，92 名死于失血过多，其中最多的失血部位是躯干部（胸腔、腹腔及盆腔）。美军经过长年实战总结得出，无法压迫的大出血是战场最主要死亡原因中最有希望解决的。探索解决这一难题的新方法也成为美军军事创伤研究计划和国防部（Department of Defense，DoD）联合创伤系统（Joint Trauma System，JTS）最重要的工作。战术战伤救护指南（tactical combat casualty care，TCCC）流程纳入了有效止血带、止血敷料、胸腔减压装置及开通气道工具等器械，开创了"黄金一小时"的救治理念。但是，黄金一小时的救治理念仍然不够理想，除非伤员在受伤后的 30～40 分钟内得到有效的血压控制，否则创伤性休克的死亡率仍然呈指数增长。经过不断的探索，及时输注全血（whole blood）和 REBOA 成为美军 JTS 降低战场严重创伤及失血伤员死亡率的主要手段，REBOA 是救治流程中最重要的组成部分。

在 2016—2017 年，一款新型的、尺寸只有 7 Fr、能够用于复苏性主动脉球囊阻断的器械获得了欧盟认证（CE Mark）和美国 FDA 批准，能够在欧洲及美国进行使用，这就是 ER-REBOA（prytime medical devices）。

（1）ER-REBOA 具有独特的设计，使其能够在没有超声、X 线、DSA 辅助，没有导丝的情况下，进行主动脉临时阻断。其结构可以分为 8 个重要组成部分（图 4-4）。

1）"P 形"头端（P-tip）。可以在操作时保护动脉内膜，防止球囊导管进入分支血管，帮助导管正确地定位到目标位置。

2）动脉管腔开口（arterial line port）。最主要的是能够监测球囊上方（阻断近端）的

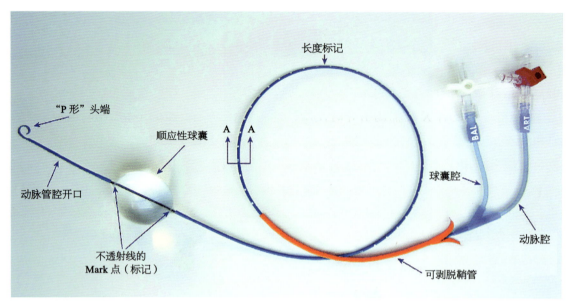

图 4-4 · ER-REBOA 结构示意图

血压情况，通过血压变化及时了解球囊阻断的效果。

3）不透射线的 Mark 点（标记）（radiopaque marker bands）。在球囊上下（远近端）各有一枚，如果需要，可以通过超声和射线来识别标记以确认球囊位置。

4）顺应性球囊（compliant balloon）。球囊的材质设计使其能够充分扩张的同时减少对血管腔的损伤。

5）长度标记（length markers）。在体外标记刻度能够帮助医生将导管推进到合适的目标位置。

6）可剥脱鞘管（peel-away sheath）。开始时包裹前端"P形"头端，帮助导管进入动脉管腔后，可以在必要时剥脱掉。

7）球囊腔（balloon lumen）。是尾端联通球囊的管腔，可以用来扩张和回抽球囊。

8）动脉腔［arterial line lumen（pressure monitoring）］。尾端联通动脉腔的管腔，用来检测动脉血压情况。

（2）基于这些惊艳的设计和想法，ER-REBOA 与同类型球囊相比具有许多明显的优势。

1）7 Fr 鞘管，与较大的鞘管尺寸相比，其可以通过穿刺完成，从而减少了外科手术切开动脉的需要。

2）无导丝设计，方便使用，能够实现快速放置球囊。

3）防创伤"P形"头端，能够减少血管内膜损伤、降低导管移位、帮助球囊导管定位。

4）综合性动脉管腔，可以实现对球囊上方（近端）的血压监测。

5) ER-REBOA 在不具备影像学辅助的情况下同样能够使用，方便其在紧急情况下（战场、院前、急诊室）能够顺利、快速地放置在患者的主动脉指定位置。

这款球囊的问世，不仅扩大了适应证，使其能够广泛地用于出血及休克患者的抢救中，而且其改变了以往 REBOA 对 DSA 的依赖和要求，在其说明书中明确写出，ER-REBOA 可以在没有 X 线辅助引导时使用，这同时改变了战场救治和民用院前救治的格局和流程，使 REBOA 的应用场景大大提前了，提前到了没有 DSA 设备的环境，同时这也给使用者提出了不小的挑战。尽管还有很多同类用途的产品可供选择，但是由于 ER-REBOA 的独特设计和优异表现，美军已将其作为战场战术伤员救治护理流程的首选器械，并写进了 2017 年的临床实践指南中，这一变化导致了战场医院和手术团队的理念更新。

三、中国的研究现状与未来：长海救命球囊

我国尚无成熟的 REBOA 产品和技术，但是在急诊外科，尤其是血管外科领域，已经"悄悄地"引入了"主动脉临时阻断"这一概念。随着院前急救等早期抗休克治疗研究的深入，REBOA 的价值日渐凸显，尤其是针对破裂腹主动脉瘤、破裂髂动脉瘤等血管疾病和损伤的救治。在面对破裂腹主动脉瘤患者时，最主要的救治目标是快速控制出血、维持患者基础血压，而基于我国现有血管外科技术，最常用也是重要的救治手段是用最快速度建立动脉通道（常选择股动脉切开），将一个尺寸合适的顺应性球囊（常选择 Coda 球囊）经建立好的动脉通道放置在动脉瘤破裂近端正常的主动脉位置，扩张球囊以阻断来自近端的主动脉血流，从而达到控制出血、增加近端血压的目标。

鉴于上述经验和目标，上海长海医院血管外科进行了科学、大胆的研究和尝试，经过多次论证和实验，发明出救命球囊，获得专利，并取得了动物实验的成功。新产品能够在不依赖影像学辅助的情况下，实现预定区域的主动脉阻断（图 4-5）。

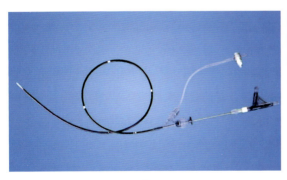
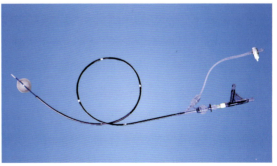

图 4-5 · 上海长海医院陆清声教授团队自主研制救命球囊套装

A. 球囊处于收缩形态，可以在主动脉内移动；B. 球囊处于扩张形态，可以阻断主动脉血流

产品的整体设计结构如图所示（图4-6），主要由严密套叠的内部球囊导管和外部鞘管组成，其尺寸为7 Fr，整体长度为830 mm，可进入体内（动脉通路）的部分为650 mm。

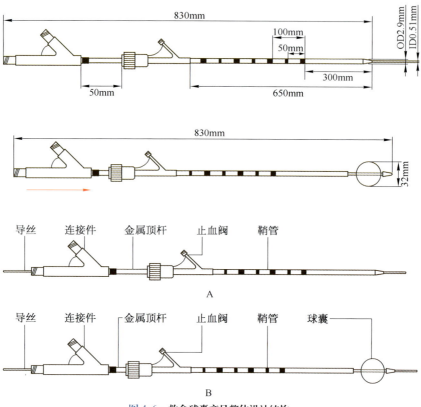

图4-6·救命球囊产品整体设计结构

长海救命球囊结构设计巧妙，操作简单易学，适合急诊抢救使用。产品采用顺应性球囊，扩张后最大直径为32 mm，能够满足绝大多数患者的主动脉阻断需求。为了实现不依靠辅助的盲穿，以及配合球囊导管所需的支持力，救命球囊使用"0.035"操作系统配件，即使用18 G穿刺针配合0.035 in（1 in ≈ 2.54 cm）导丝。内导管导丝腔的直径为0.51 mm，外鞘管内径为2.6 mm，外径为2.9 mm。与同类型产品相比，其具备四个主要的特点：第一，采用鞘管球囊一体化设计（图4-7），可以在急救时一次性操作，使球囊连带鞘管进入降主动脉，节省了大量操作步骤，使术者更加容易掌握；第二，鞘管直径设置为7 Fr（图4-8），配有专用的0.035 in尺寸，长度180 cm的加硬"n"形导丝（图4-9），也可以使用常规的"Rosen"导丝（其头端角度和硬度与之相似）。这种组合能更容易进入股动脉（或在必要时进入其他外周动脉）而不易损伤血管内壁，无须切开皮肤，操作简单，节省了大量抢救时间，减少了不必要的损伤，而且这样的导丝硬度和头端可以保证在盲穿的情况下顺利进入主动脉，而不易进入分支动脉；第三，在鞘管相应位置标注了相应的刻度（图 4-10），能够明确鞘管头端进入动脉的深度，对应了解其在主动脉的相应位置，实现了在无须 DSA 透视的条件下完成主动脉球囊阻断的可能，并且在操作中可以根据患者的血压波动情况，结合刻度进行适当调节；第四，球囊位于鞘管内，到达指定位置后可以向前探出，完成阻断（图 4-11），这使得球囊与鞘管在主动脉相应位置前，能够实现真正的"一体化"，即同步移动，不易出现误差，同时在扩张球囊进行主动脉阻断后，其后方的鞘管能够起到很好的支撑作用，确保球囊不发生移位，保障手术的安全。

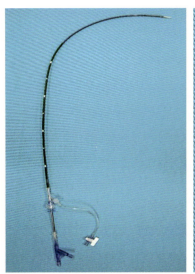

图 4-7 · 鞘管球囊一体化设计

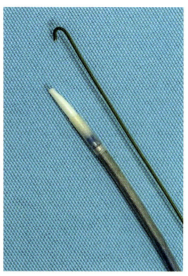

图 4-8 · 7 Fr 外鞘管配合专用导丝

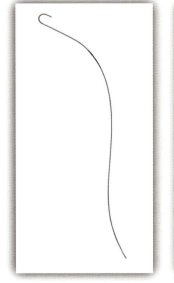

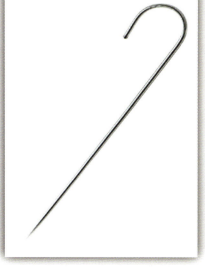

图 4-9 · "n" 形导丝

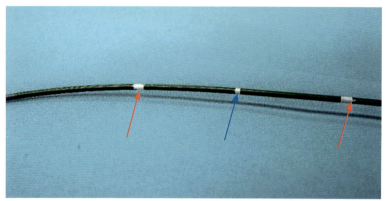

图4-10·外鞘管带有刻度
红色箭头所示为10 cm标记，蓝色箭头所示为5 cm标记

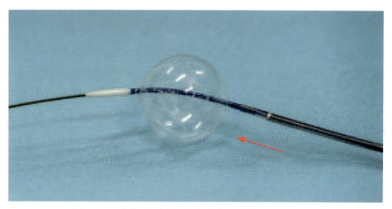

图4-11·球囊可以向前（沿红色箭头方向）探出、扩张

具体操作步骤如下（其中有操作部分的均为动物实验）。

步骤一：体外测量，预估球囊所需长度。评估患者可能出血部位和需要阻断位置后，通过体外测量，大致计算使球囊到达指定位置需要进入的导管长度（图4-12）。步骤二：股动脉穿刺，置入专用导丝，导入救命球囊。快速建立股动脉通路后，导入前端为"n"形的专用导丝（本次动物实验使用Rosen导丝替代），达到预定长度后，沿导丝尾端整体导入救命球囊（图4-13）。步骤三：固定外鞘管，露出球囊。刚进入动脉时，内外鞘管整体推进，结合外鞘管上标注的刻度，根据患者体型及需要放置的位置调整球囊导管深度。通过血压变化及患者反应，预计鞘管前端到

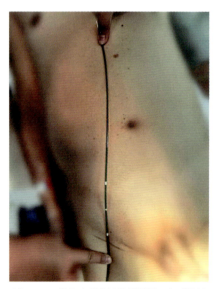

图4-12·救命球囊进行体外测量，在不使用DSA透视的情况下将球囊放置在指定位置

达指定位置之后,将外鞘管相对固定,向前推送上图中位于内导管上的推送杆,使其达到最前端,原来"藏"在鞘管内部的球囊便整体进入血管内(图4-14)。步骤四:封闭止血阀,连接压力泵。球囊到达指定位置后,术者旋紧止血阀,助手辅助固定外鞘管,保持相对位置,术者使用载有生理盐水的压力泵连接球囊导管相应端口(图4-15)。步骤五:扩张球囊,阻断主动脉进行复苏抢救。压力泵充分扩张球囊,到达球囊额定压力后表示球囊扩张充分、主动脉完全阻断。此时需密切观察患者血压变化情况,根据患者情况可以选择pREBOA或iREBOA模式(图4-16)。步骤六:回撤球囊,保留鞘管。在完成复苏任务后,回抽压力泵,使球囊回缩,松开固定旋钮,回撤球囊的同时,外鞘管保留在原有位置。此后,留在股动脉内的外鞘管可作为普通鞘管进行后续必要的腔内操作(图4-17)。

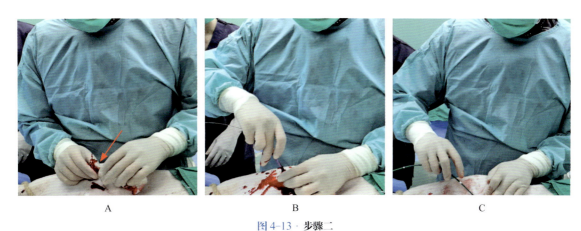

图4-13·**步骤二**

A.18 G穿刺针建立股动脉入路(红色箭头为穿刺针进入血管后的反流血);B.导丝进入股动脉;
C.沿导丝导入救命球囊,不依靠影像学辅助经股动脉直接进入降主动脉

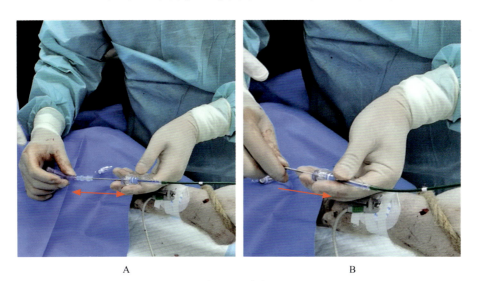

图4-14·**步骤三**

A.一体化球囊到位后,固定外鞘管位置,使内球囊导管相对向前运动;B.向前推送球囊导管至到达外鞘管末端

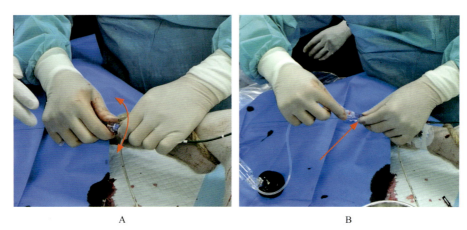

图 4-15 · 步骤四
A. 旋紧止血阀；B. 连接压力泵（红色箭头为止血阀连接处）

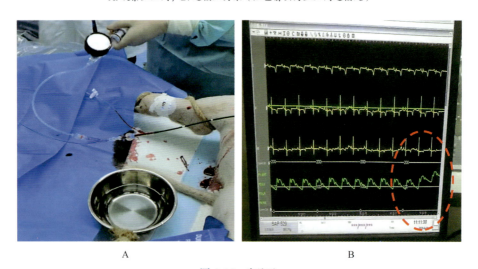

图 4-16 · 步骤五
A. 压力泵充分扩张球囊，阻断主动脉；B. 球囊阻断后，近端血压明显上升（红色圆圈所示血压提升）

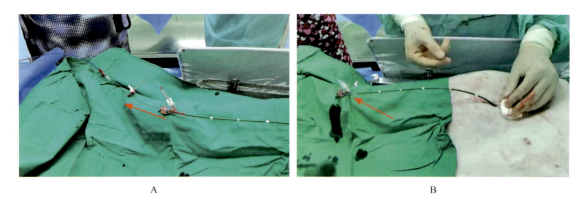

图 4-17 · 步骤六
A. 保留外鞘管退出球囊（沿红色箭头方向退出球囊，鞘管保持位置不变）；B. 外鞘管可为后续治疗做准备（导管及导丝可由红色箭头所示部位进入鞘管）

治疗结束后完全回缩球囊，回抽推送杆到底，将球囊整体收进外鞘管内，随后可以将内部球囊导管沿外鞘管整体撤出动脉，外鞘管留在动脉内保留重要的动脉通路，以便开展下一步腔内操作。需要注意的是，在到达相应位置后的整个操作过程中，需要团队指定专人保证外鞘管位置相对固定。

动物实验结果表明，在体外进行长度估计后导入救命球囊，可以达到预期位置并实现主动脉阻断（图4-18）。外鞘管对球囊起到了很好的外部支撑作用，而不再仅仅依靠导丝带来的内部支撑作用，保证了球囊不会因近端血压升高而移位或发生"翻转"，阻断主动脉后，近端血压明显提升，表明救命球囊能够实现主动脉阻断，完成休克的复苏，现已在动物模型成功实施（图4-19）。在拔除球囊导管后，经过外鞘管注射造影剂可以实现造影要求，进而完成下一步腔内治疗。

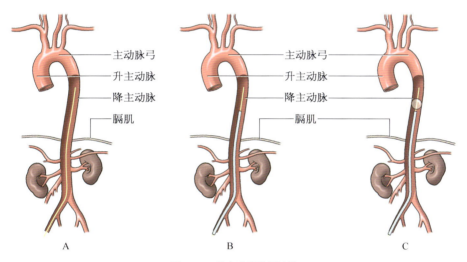

图4-18 · 救命球囊操作过程
A."n"形导丝经股动脉到达指定位置；B.一体化救命球囊沿导丝到达指定位置；C.球囊探出鞘管，实施主动脉阻断

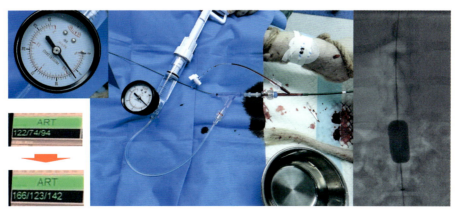

图4-19 · 长海救命球囊完成动物实验
动物实验结果显示，压力泵扩张球囊后（左上图），阻断近端的血压明显上升（左下图），DSA验证球囊位置与预计位置一致（右图）

参考文献

[1] Morrison J J, Galgon R E, Jansen J O, et al. A systematic review of the use of resuscitative endovascular balloon occlusion of the aorta in the management of hemorrhagic shock [J]. Journal of Trauma & Acute Care Surgery, 2015, 80 (2): 1.

[2] Abe T, Uchida M, Nagata I, et al. Resuscitative endovascular balloon occlusion of the aorta versus aortic cross clamping among patients with critical trauma: A nationwide cohort study in Japan [J]. Critical Care, 2016, 20 (1): 400.

[3] Matsumura Y, Matsumoto J, Kondo H, et al. Fewer REBOA complications with smaller devices and partial occlusion: Evidence from a multicentre registry in Japan [J]. Emerg Med J, 2017, 34 (12): 793-799.

[4] Jacob J G, Andrew D F, Stacy A S, et al. A contemporary report on U.S. Military Guidelines for the use of whole blood and resuscitative endovascular balloon occlusion of the aorta (REBOA) [J]. Journal of Trauma and Acute Care Surgery, 2019, 87 (1S Suppl 1): 1.

[5] Stannard A, Eliason J L, Rasmussen T E. Resuscitative endovascular balloon occlusion of the aorta (REBOA) as an adjunct for hemorrhagic shock [J]. Journal of Trauma and Acute Care Surgery, 2011, 71 (6): 1869-1872.

第五章
主动脉腔内球囊阻断的实施步骤及技巧

第一节·主动脉腔内操作所需的血管通路

建立血管通路,是进行血管腔内操作最重要的第一步。有效、良好的血管通路能够为腔内手术操作所需的导丝、导管、球囊、支架等器械提供进入血管和到达血管目标位置的必要条件。腔内手术与传统手术相比,其主要的优势是能够通过建立在远端的血管通路将手术器械送至体内相应位置,对患者进行手术治疗,这样能够比传统手术更加快速、微创。因此,血管通路对于腔内手术操作几乎意味着"全部"。

虽然静脉通路对于采集血样、补充液体和急救血液制品以及药物输注至关重要,但早期动脉通路的建立也同样能够为患者的救治提供极为重要的帮助,第一时间接诊的急诊外科医生应予以考虑。成功建立的动脉通路可以使用与创伤急救相关的各种诊断和辅助治疗手段,包括用于休克复苏的主动脉腔内球囊阻断(REBOA)和各种其他诊断、治疗手段。依托通畅的动脉通路建立的连续有创动脉血压监测能够明显帮助外科医生和麻醉医生评估患者血流动力学稳定性,连续动脉血气分析也能够帮助医生及时做出重要判断。动脉通路还可以用来进行动脉血管造影,以便更加精确和有效地定位出血源。此外,动脉通路还可以提供一个通过腔内实施各种出血控制操作的平台,以完成包括REBOA、血管栓塞和覆膜支架展开等救治。在极端情况下,动脉通路甚至可以用于补液(尽管该路径效果不如静脉给药)。因此,动脉通路无疑是关乎患者循环系统和随后抢救成功的关键通路。根据既往大量抢救重症休克患者的经验,本中心(上海长海医院血管外科)主张,应该在早期有条件的情况下,及时建立有效的动脉通路。用于休克复苏的REBOA,需要针对患者的主动脉进行操作,将受损部位(或损伤脏器供血血管)的近端进行阻断,以达到控制出血、维持血压的目的。因此,救命球囊的操作流程,首先是建立有效的动脉血管通路。

一、建立动脉通路的基本要求

1. 选择动脉的尺寸

为了进行 REBOA 而建立的动脉通路，其首要的要求就是尺寸能够符合 REBOA 球囊导管的放置要求。选择的动脉尺寸可以稍大于预计使用器械的尺寸，但是不能比器械的尺寸小很多，否则无法进入动脉；即便进入了所选动脉，也无法顺利地进行推进，难以准确放置在主动脉的目标位置，而且由于器械尺寸过大，与动脉内膜的摩擦力也相应增大，其在动脉管腔内的前进过程中很容易损伤内膜，甚至造成动脉撕脱、破裂等严重并发症。

2. 选择动脉的位置

在确定符合操作的动脉通路尺寸后，需要确定选择建立动脉通路的所在位置。动脉通路建立的位置应该同时满足几个条件：解剖位置相对固定，容易寻找；位置表浅，容易穿刺或切开；与目标操作部位的主动脉距离尽量靠近，避免导丝、导管进入后难以到达目标位置；与目标操作部位的主动脉区域呈线性关系（避免前进路线出现锐角反折），选择的分支动脉与主动脉的成角决定了手术器械（导丝、导管、球囊等）推进和操作的难易程度。

3. 建立动脉通路的方式

动脉通路的建立通常有两种方式：穿刺和切开。动脉穿刺可以由经验丰富的医生在无影像学工具辅助的情况下进行盲穿，也可以在超声、DSA 等影像学工具辅助下进行。针对急诊情况下的 REBOA 操作，超声是最常用的影像学辅助工具，具备一定经验的医生就可以熟练操作便携式超声机进行动脉穿刺。长海救命球囊采用 18 G 穿刺针和 0.035 in 的加硬"n"形导丝，能够实现不经辅助下的盲穿，其建立血管通路后直接进入主动脉并到达目标位置的成功率也大大增加。动脉切开是急诊外科和血管外科的一项基础操作。在穿刺困难、患者动脉血管纤细或需要使用的器械尺寸过大时，需要进行动脉切开。同时应该结合操作者自身的经验和理论选择其熟悉的操作方法进行动脉通路的建立。无论选择何种方式，均应尽快完成通路的建立，切忌为了所谓"微创"和"小切口"而反复尝试穿刺，反而会耽误黄金救治时机。

4. 建立动脉通路的时机

动脉通路不仅可以进行腔内手术操作，还可以对患者进行血压监测、给予必要的药品等，是早期创伤性休克救治的重要措施。创伤性休克患者的死亡率随着救治时间的延长而大幅增加，这需要急诊外科医生跟时间赛跑。为了尽快控制出血、维持血压，需要尽快进行 REBOA 操作，无论选择哪种建立动脉通路的方式，均应尽快完成通路的建立。尤其是针对严重的创伤性休克患者，应尽早建立有效的动脉通路，其有效循环血量绝对和相对不足，动脉搏动会明显减弱，动脉会出现塌陷，这给动脉穿刺和切开定位造成极大困难。在穿刺失败、患者动脉搏动无法触及等情况下，应立即进行动脉切开。

目前最常用的创伤救治理论强调基础生命支持，可以简单总结成"ABC"原则，即优先保证患者的气道（airway，A）、呼吸（breath，B）、循环（circulation，C）。鉴于动脉通路的重要作用，以及其在患者已经出现血管塌陷时的建立困难，即使目前患者血压平稳，尚没有建立动脉通路的指征，动脉通路的建立也应该被纳入针对早期创伤性休克的救治原则中，即形成"AABC"原则（A 即 aortic）。如果在早期动脉条件尚良好的情况下，没有及时建立动脉通路，很可能已经错过了改善患者生命体征的机会。

二、创伤性休克患者的动脉通路

根据上述动脉通路建立的基本要求，结合长海救命球囊自身结构（一体化外鞘管尺寸为 7 Fr）以及创伤性休克患者的特点，最常用于建立动脉通路的选择是股总动脉（common femoral artery，CFA）。

（一）选择股总动脉的原因

股总动脉是髂外动脉的直接延续，相对固定的走行经过腹股沟韧带中点，能够清楚地触及其搏动；位置表浅，相对容易进行穿刺及切开等操作；尺寸也相对合理（6～9 mm，但取决于血流动力学状态和年龄），而且其管径不会有较大变化，有利于腔内操作。基于以上原因，股总动脉对于没有血管畸形的患者，尤其是年轻患者，是血管通路建立的首选动脉。如果手术医生技术熟练，操作正确，动脉通路的建立风险相对较低（但是在紧急情况，尤其是创伤现场、战场及救护车等场景，动脉通路的建立依旧需要专门的训练和培训）。在创伤初始阶段实施的每个手术操作均存在一定风险，包括出血、动脉夹层和血栓形成等，这一点需要引起操作者的注意。但当患者出现昏迷、血压迅速降低等失血性休克表现时，风险-受益比值会要求急诊外科医生采取快速和直接的干预措施，即尽快建立动脉通路。如上所述，股总动脉通路可以为急诊外科医生提供一个平台，从中可处理一些最具挑战性的损伤。

个体之间股动脉血管的解剖结构以及与周围组织的关系相对一致，这也是选择其作为首选动脉通路的一个原因。股静脉位于股动脉内侧，只要患者平素是健康的（没有动脉和静脉的基础病变），两者的出血都能够相对容易地通过压迫来控制。我们在后文将主要讨论动脉通路的解剖学和特定问题：不仅讨论如何建立动脉通路，还要了解包括如何利用通路、维持通路，以及当不再需要动脉通路时如何安全地闭合通路。虽然关于动脉通路建立的相关技术和知识已经总结得很全面，但由于创伤性休克的复杂性以及每个人对于疾病和救治技术的理解存在不同，我们鼓励急诊医生根据其自身认为合适的、熟练的方法进行安全有效的动脉通路建立，并适当进行总结，以形成和推动这一类技术的发展。

（二）动脉通路的建立

急诊外科医生为创伤性休克患者建立动脉通路的第一条规则就是，在任何情况下，尽可能地避免在患者存在明显的下肢损伤的一侧肢体进行穿刺或切开。在一侧下肢受伤的情况下（这种情况在多发伤患者中尤为多见），可以在对侧下肢的股总动脉建立血管通路，但如果患者损伤涉及腹股沟区域，需要考虑更好的解决方案。急诊外科医生还必须考虑计划穿刺（切开）部位以及其近端的血管是否存在损伤。如果操作部位的近端存在损伤，这条血管通路可能不仅无法有效使用（如果通过这条存在损伤的通路补液，注入的液体会在经过近端损伤部位溢出血管），在进行腔内操作时还会非常危险（通过这条血管通路进入腔内的导丝、导管等器械在股动脉推进至目标部位的中途，经撕裂的髂动脉或主动脉滑出血管导致医源性损伤）。

1. 超声（ultrasound, US）引导下穿刺

虽然长海救命球囊套装可以通过盲穿实现血管通路的建立，但在具备超声辅助条件的情况下，能够大大增加穿刺的成功率。超声是急诊外科医生手中非常重要的工具，适用于许多场合。在具备便携式超声机的急诊室或其他医疗场景，超声引导下的动脉穿刺往往是救治创伤性休克患者的首选方法。但超声同样存在缺点，即"个体成像差异较大"：由于操作者的技术和经验差异，其在操作超声机的过程中，在同一患者身上获得的图像可能存在较大差异。因此，在进行超声引导下的动脉穿刺前，医生必须了解其所操作的仪器如何工作，至少要了解超声机如何应用于血管领域，以及如何选择声窗、设置深度（扫描穿透深度）和增益（屏幕灰度）等。

为了能够正确操作超声机，外科医生需要参加正规课程或由熟悉超声机和急诊超声扫描的专业人员进行相关培训。经过严格培训，再亲自操作几次，会让外科医生对如何通过超声图像识别这些血管结构有一个基本认识。更重要的是，培训后，外科医生能够清楚自己是否在以安全、正确的方式进行操作。使用便携式超声机同样存在学习曲线，而这一曲线的变化时间这很大程度上取决于学习者的动机，而非职业（一些伟大的血管外科专家，虽然不是超声专业，但是他们同样能够掌握超声理论与操作技术，并熟练、快速地使用超声机辅助建立血管通路）。

由于超声机的使用需要系统培训和一定专业知识技术，因此我们应该注意，在急诊创伤外科医生接诊严重创伤性休克患者时，尤其是在患者出现昏迷、呼吸困难、血流动力学紊乱（血压下降）等紧急情况下，如果接诊医生的身边有人可以更好或更快地操作超声机时（即便他只是你身边有经验的同事），应该考虑让他去进行操作。创伤患者不是普通的培训病例，外科医生急切地需要一个有效和安全的血管通路进行治疗。在创伤性休克的救治中，应该反复强调，不要过于自我，急诊医生应该为患者做正确的事，这当然可以包括求助于你的同事。

（1）在实际操作超声机辅助穿刺动脉时，我们建议采用以下顺序。

1）检查超声探头的方向：探头左侧是否与屏幕左侧一致。

2）探头横向扫描腹股沟，股静脉应在股动脉内侧且可被探头压迫发生形变。股动脉应在图像中持续搏动，但也有例外情况。在理想情况下，还应能在图像中将股总动脉分为股浅动脉（superficial femoral artery，SFA）和股深动脉（deep femoral artery，DFA）两支。这是一个重要的解剖标志！

3）将探头转到纵向视图，看看是否可获得一张图像，能够显示髂外动脉从腹膜后部延伸出来，CFA 背侧为股骨头，然后是 SFA 和 DFA 的分区。纵向视图理想的穿刺区域是位于股骨头上方的 CFA。虽然该图像听起来很复杂，但如果已经养成寻找所有这些结构的习惯就能够很好地解决这一问题。

4）选定动脉穿刺区域后，在其下方做一个小的皮肤切口（在紧急情况下并非都有这样的要求）并借助上述技术和图像插入穿刺针头。你可以在纵向或横向探头视图中看到针头。如果你能掌握，纵向视图会提供很好的观察窗口，不仅可以看清动脉的走行方向，还能明确管腔内是否通畅（是否存在斑块、狭窄等情况）。但大多数人更习惯横向视图。

5）针头进入动脉获得血液回流后，可以暂时将探头放下，但不要丢得太远，以免需要反复穿刺时还要重新寻找探头。将导丝经针孔插入动脉——如果很容易进入，说明通路建立效果很好，可以彻底丢弃探头。但如果导丝不容易进入，这时需要将探头放回患者身上并仔细观察。如果能看到导丝"J"形头端明显在腔内，那么，可能只是在动脉内打折了，试试调整一下导丝位置。但由于创伤的不确定性，进入困难时的导丝很可能已经不在血管腔内，这时需要医生仔细判断具体情况。

（2）基于以上情况，我们总结得出，想要发挥便携式超声机对创伤性休克患者动脉通路建立的最大作用，必须做到以下几点。

1）外科医生应全面了解急诊室的超声设备情况。

2）超声机应该时刻保持开启状态，准备就绪，而且机器应该配有必要的血管探头。

3）应该确保在穿刺时使用的是能够在超声扫描下成像的穿刺针，这些针被设计为在超声机的屏幕上突出显示，使穿刺变得更容易。

4）系统地练习超声引导下穿刺。这是一个很好的工具。练得越多，技术就越娴熟。

2. 盲法穿刺（无影像学辅助）

超声引导下建立动脉通路目前已成为穿刺进入股动脉和静脉的最安全、最有效的方式，即使在紧急情况下也是如此。在尝试利用血管通路治疗创伤患者时，应始终将超声视为非常宝贵的工具，因为创伤情况往往十分复杂，超声能够清楚了解动脉本身结构及周围组织情况；盲穿可能无法发现已经存在的血管细微损伤或造成不必要的损伤。如果能够及时获取，请务必使用！如上所述，当采用超声引导建立通路时，通常很容易看到股浅动脉和股深动脉的分叉并从中判别出股总动脉位置。但由于各种潜在原因，在需要时可能无法获得超声等影像学支持，此时就应注意避免常见的操作误区。在没有超声辅助的情况下，精确理解股动脉的解剖关系对于在腹股沟区域成功建立动脉通路至关重要。长海救命球囊的独特结构使得其可以不借助超声辅助，盲穿后进行后续操作。

盲穿之前，首先需要根据解剖结构和体表标志定位股动脉。术者可以在患者拟穿刺一侧的腹股沟边缘触诊，识别腹股沟韧带（尽管这在肥胖患者中可能很具挑战性）。通过触诊髂前上棘和耻骨联合内侧，术者可以确定大多数患者腹股沟韧带的起止点和穿刺点。需要注意的是，建立动脉通路切忌穿刺部位过高，尤其是不要高于腹股沟韧带。因为在腹股沟韧带上方穿刺可能会导致腹膜内外结构、脏器、组织的损伤，如肠道损伤或腹膜后出血等。高位穿刺也使后续的闭合血管通路复杂化，使可能需要进行的动脉修复变得更加困难且耗时更长。我们建议术者在腹股沟韧带中点下方（远端）约2根手指距离的位置进行穿刺。这里需要注意的是，股静脉位于股动脉内侧，尽量不要误伤或错误地建立股静脉通路。

在尝试动脉穿刺时，如果无意中穿刺进入静脉，请勿气馁、沮丧，更不用慌张，因为在股静脉中置入 7 Fr 的鞘管可能对患者大有益处。这种大静脉通路会在创伤患者的复苏中发挥重要作用（补液、给药、监测等）。要记住，对所有置入患者体内的鞘管进行信息共享和适当标记也很重要，整个创伤救治团队必须知道置入鞘管的具体信息。

另一条实用的建议是：如果你穿刺进入"某部位"，但不确定是否成功进入动脉或静脉，请将鞘管留在原位并再次尝试新的穿刺，而不要急于拔出这个错误的穿刺针。因为如果你在继续试图获得紧急血管通路的过程中将其取出，可能会造成该部位出血而导致患者额外失血。在这种有新发出血点的情况下，如果试图对这个部位实施压迫止血，势必会将手从其他位置移开，而导致其他重要的救治工作无法继续进行，你无法在进行压迫止血的同时在另一个部位建立血管通路。在解决了早期接诊、救治的混乱局面后，可以在稍后撤出错误的通路（在重症监护室或手术室中处理）。

在腹股沟区域建立股动脉通路的另外一个常见的"错误"是进行过低或过远的穿刺，这种情况通常会导致对 SFA 进行穿刺。与 CFA 一样，SFA 的搏动能够被触诊，而且它是股总动脉的直接延续，走行方向是一致的，因此你可能认为这就是股总动脉。但股总动脉穿刺点应根据前文所述的体表标志来定位，而不仅仅是根据触诊动脉搏动情况（图 5-1）。在 SFA（比 CFA 直径更小的血管）中放置大孔径鞘管（救命球囊为 7 Fr）可能与患者穿刺侧下肢缺血风险增加相关，尤其是在深度休克的患者中（将鞘

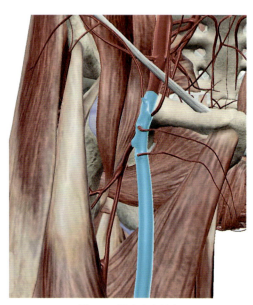

图 5-1·股动脉示意图
蓝色所示为股总动脉及股浅动脉

管放在 SFA 可能会导致患者穿刺侧发生下肢缺血的风险增加）。但即使将鞘管放在了 CFA 中，下肢缺血的风险依旧存在。如果已经建立了有效的动脉通路，应该立刻开始利用这条"生命通路"展开救治，暂时不要去担心这些可能的风险，但是不能忽视这些可能会造成患者预后不良的并发症。

当医生利用患者体表的解剖标志作为建立腹股沟区域血管通路的主要手段时，了解常见误区以及如何避免这些误区就显得非常重要。即使仅依靠触诊动脉搏动来指导操作，也可能出现穿刺部位过高、过低、太靠外侧或进入过深等情况，特别是如果患者出现低血压，脉搏将很难靠触诊感知。美国人总结出一个较为实用的方法：在腹股沟韧带靠耻骨侧 1/3 处开始穿刺尝试，从侧面穿刺可以进入股静脉（必要时需要同时建立静脉通路进行补液、抽血等），耻骨下缘 2 横指的位置，通常是股总动脉所在。用 2 根手指触诊动脉的搏动、结构及走行，缓慢地从外侧向内侧方向移动（从一侧到另一侧）以捕捉搏动最明显的区域（图 5-2）。如果患者很瘦，那么医生是幸运的，血管通路的建立比肥胖患者容易得多。尽量通过腹股沟韧带去定位，而不是腹股沟皱褶，因为在肥胖、老年患者中，皱褶的定位明显不够准确。

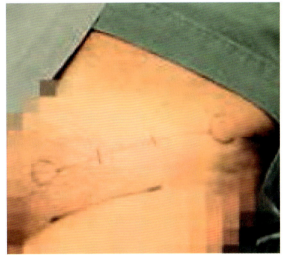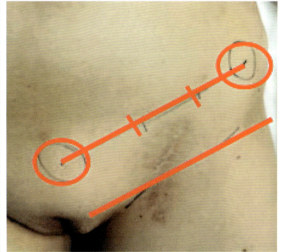

图 5-2 · 穿刺部位

如果患者的血压还可以接受（收缩压 >80 mmHg），术者可以通过触诊找到动脉最强搏动点进行操作。但是一定要注意，在老年患者中，明显的动脉钙化也可能使血管更容易被触诊（钙化斑块传播搏动更加明显），这应该引起术者对建立血管通路和后续腔内操作可能遇到的一系列潜在挑战的重视。重度钙化可能造成穿刺时动脉壁撕裂、夹层等情况；在腔内操作时，可能由于钙化部位狭窄，救命球囊无法通过，此时的血管腔尺寸不能通过常规方法来评估；甚至在导丝、一体化鞘管推进的过程中，可能出现钙化斑块脱落导致下肢缺血等严重情况。这时，医生应该及时考虑使用超声机来明确观察动脉情况，避免在钙化动脉上反复尝试，造成不必要的损伤。

所以，总结上述经验可以得出：长海救命球囊可以使用手指触诊来定位血管并进行穿刺，能够保证在紧急情况下，完成复苏救治，在超声设备不可用或不具备的情况下拯救患者。在超声条件具备且患者情况允许时，可以对严重创伤患者使用超声辅助进行血管穿刺。

3. X线引导穿刺

另一种可能有用的辅助穿刺技术需要使用便携式X线（静态图像）或荧光透视（动态图像）机器来帮助引导穿刺。但在紧急情况下，可能很难迅速获得这种支持设备。

X线成像的主要作用是用于定位股骨头，股总动脉位于内侧，其中间位置即为穿刺的部位（图5-3）。X线成像可作为辅助设备用来支持经皮穿刺或切开手术的定位，其优点是可以在X线引导下进行后续腔内操作，因此主要用于血管造影或手术室，必要时也可用于急诊室的紧急情况。

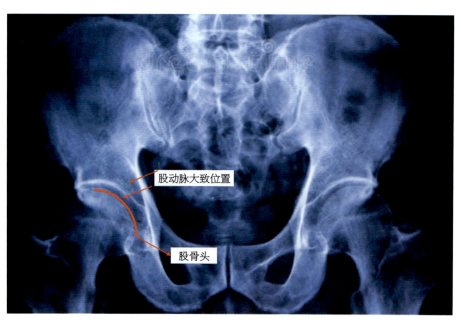

图 5-3 · X线下股骨头（红色弧线所示）及股动脉（红色箭头所示）位置

当在非常规场所使用X线设备时，要注意安全，预防辐射损伤。急诊室或手术室经常有人员走动，但是这些人并不是都穿戴着铅制保护服，因此在按下射线按钮，使用任何电离辐射设备前，务必与所在团队和其他同事沟通，以确保医务人员及其他患者采取必要的防护措施，不被"误伤"。在具备腔内杂交手术室的医疗中心，尤其是判断患者可能需要进行腔内操作时，我们建议急诊医生在进入有创伤患者的手术室或处置室时，应穿戴好必要的防护措施，至少将铅衣放在旁边。

4. Seldinger技术

无论是超声引导下穿刺还是盲穿，都可以建立股动脉或静脉通路。其中相对安全的方法是单壁穿刺技术。其原理是首先将穿刺针穿透血管表浅的单层血管壁进入血管，获得血液"回流"后，再将导丝经针孔推进血管腔内。理想情况下的针头应尽量靠近血管横截面的12点位置（即最浅表位置）穿透血管。导丝用于固定血管腔内通路，并将腔内器械（鞘管、导管、球囊等）引导到位。如需反复穿刺，在进行每次穿刺或更换针头前，均应使用无菌盐水冲洗针头，以确保针头通畅、清洁。穿刺时，动作要稳（即使速度会慢下来），一旦穿刺针出现反流血，尽量不要移动针的位置，并迅速导入导丝。如果导丝进入前突然反流血消失，说明穿刺针已经不在血管腔内，或针孔贴壁所导致。这时应缓慢、小心地调整针头的方向，直至反流血恢复。这种方法被称为"Seldinger"技术，用以纪念在20世纪50年代发明该方法的介入放射科医生（图5-4）。

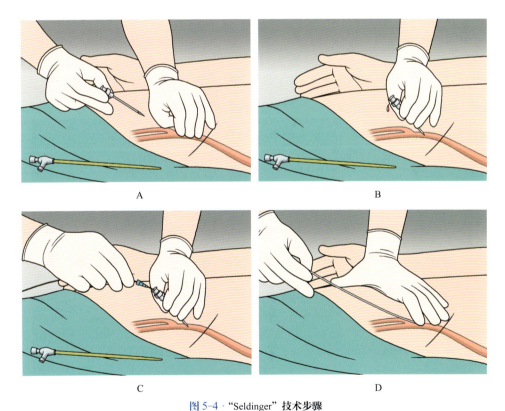

图 5-4 · "Seldinger" 技术步骤

A. 触诊股动脉，准备穿刺；B. 穿刺针尾端出现反流血，说明其进入股动脉；C. 导丝沿穿刺针尾端进入股动脉；D. 沿建立的血管通路进行进一步操作

操作时，观察血液"回流"很重要，即使在导丝进入前造成一些失血，也是必要的，这说明你的针已经顺利地进入腔内，而且反流血的特点会告诉外科医生很多关于被穿刺血管以及患者本身的情况（图5-5）。樱桃红色的喷射血液回流显然说明穿刺血管是动脉；但

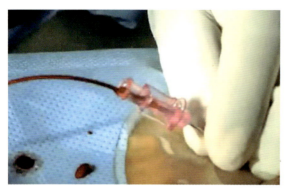

图 5-5 · Seldinger 技术穿刺血管

情况并非全部如此。在低血压的创伤性出血患者中，动脉搏动可能较弱，血液可能呈暗色或无搏动。在这种情况下，重要的是要控制住情绪，不要慌乱，继续完成穿刺，让穿刺针进入该血管，因为即使真的穿刺了静脉，也可以"顺便"建立静脉通路，用于补液和抽取血样。该静脉通路也将为后期护理及麻醉团队的救治提供便捷。如果反复穿刺均失败，应该果断选择另一侧进行尝试，或采用超声辅助、向其他有经验的医生求助，避免延误救治时机。

在对创伤患者的治疗中，长海救命球囊使用较大穿刺针（18 G）和合理尺寸的导丝（0.035 in），因为其能更快速、更可靠地完成穿刺，利于血液回流，确保穿刺针和导丝安全、轻松地进入血管腔内。一些其他中心也会使用微穿刺装置，这通常包括一个 21 G 针和一个 0.014 in 细导丝（图 5-6）。使用微穿刺装置可能具有挑战性，因为反流血通常不太畅快。对于建立血管通路使用的穿刺针尺寸，目前还不能达成共识，但对于救命球囊的 REBOA 使用经验而言，大针更胜一筹。

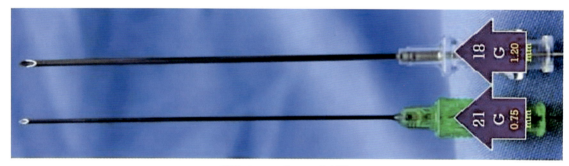

图 5-6 · 18 G 和 21 G 穿刺针

（1）单壁穿刺（single wall puncture）：这可能是最直观的技术，穿刺针与皮肤呈 40°～45° 穿刺进入血管。操作时请记住，由于该角度的存在，血管穿刺点并不是在皮肤穿刺点的正下方（而是更靠近近端）。建议皮肤穿刺点选择在腹股沟韧带下方 2 cm 的原因就在这里。看到反流血后，可以稍微降低针的尾端，使穿刺针接近与血管平行并向前推进几毫米，确保其在腔内。当反流血良好时，千万不要移动穿刺针的位置。始终保持针的稳定，确认血液不断回流，并将导丝推进血管。此时即使针孔在流血，但血量可忽略不计（对于已经处于创伤失血性休克的患者而言，这些反流血实在不值一提），你必须始终确保导丝走行在血管中。

该技术的主要风险在于，如果针头没有干净利落地穿透血管前壁，而是仅仅"插"在血管壁中，当推进导丝时，其可能进入动脉内中膜之间，撕开动脉壁。这可能会造成患者下肢严重缺血，特别是使用长海救命球囊中的加硬导丝时。反流血的"质量"是避免此类情况发生的关键，如果反流血明显很强，则撕开动脉的风险就很小，但这在已经存在低血压的休克患者中难以判断。

为了增加血管穿刺的成功率，临床医生应该尝试在训练模型上进行操作，以掌握、了解穿刺针进入血管和推进导丝的感觉。在推进导丝的时候，切忌强行操作，应该使导丝"滑入"管腔；如果导丝进入的阻力较大，说明其可能并未走行于腔内。

（2）双壁穿刺（double wall puncture）：这是一种不同的穿刺方法，当观察到穿刺针的反流血时，针头要缓慢、谨慎地推进，直至反流血停止，然后减小穿刺针角度（如上所述）并缓慢退出。当再次出现血液回流后，推进导丝。采用这种方法会使针在血管中更稳定，因此当用于进入小血管或痉挛的血管时，可能更有利。如果使用带针头的小注射器进行穿刺，需要向后拉动注射器的栓塞以保证针筒内持续轻微的负压。虽然该方法可能存在导丝穿出动脉的问题（进入管腔后从血管后壁的孔中穿出动脉），但由于救命球囊使用的是"n"形导丝，这种情况很少发生。更常见的潜在风险是血管后壁穿刺孔渗血造成深部血肿，这可能导致腹膜后血肿的形成。

5. 动脉切开

在建立动脉通路时，还有一种更为"彻底"的方法，即动脉切开。动脉的开放暴露和切开可作为急诊外科医生首选或最后的手段，一些医生也喜欢将血管切开作为针对严重创伤患者的首选手段。无论你的习惯是什么，你更喜欢穿刺还是切开，如果你认为患者的条件会导致穿刺很困难，或者经过反复穿刺依旧无法成功建立通路，那么直接进行动脉切开可能是明智之举。请勿尝试做一些你认为在危重患者中成功率很低的事情，把握有限的救治机会，尽早切开动脉是一个很好的方法。

在进行急诊动脉切开时，最重要的是要时刻提醒自己，这不是一个选择性的择期血管手术，这是一名垂死的危重创伤性休克患者。在这种情况下，我们必须要接受在救治现场可能没时间或条件进行最佳的无菌消毒或局部麻醉。如果你在如此紧急的情况下有一个预先准备好的动脉切开包，其中包含切开、分离、止血的所有器械和用品，就更好了。手术刀在腹股沟韧带下方的中间偏内侧（可以一边触诊动脉搏动，一边定位）做一个 5 cm 的纵向切口，然后用剪刀或分离钳向深部游离，可以触诊到明显的 CFA 搏动。沿着搏动最强方向继续分离，直至发现动脉鞘。小心地打开动脉鞘，尽量不要损伤其内侧的股静脉，否则你需要额外增加寻找损伤部位、止血、结扎等工作，会给简单而紧急的手术造成极大困扰。打开动脉鞘后，游离一段足够穿刺的股总动脉，可以找到 DFA 位于股总动脉背侧的开口部位，既可以避免造成误伤，还可以确定穿刺位置在股总动脉（股深动脉开口的近端才是真正的股总动脉）。理想的情况是看到动脉前壁进行穿刺。在紧急情况下，无须进行穿刺部位近端和远端的控制（吊带或无损伤血管钳等）。如前文所述，快速完成穿刺动脉，并将导丝滑入管腔。在进行切开、暴露的过程中，小型的自固定撑开器（乳突撑开器）可以提供很大的帮助。在操作时，应该尽量避免其他副损伤，因为在这种紧急情况下，我们无暇去进行更多的额外操作。

6. 穿刺完成后的操作和器械选择

在穿刺针进入血管后，切记不要移动针头并将导丝插入针头和血管腔内。将控制针头的手放在患者身上固定，以使针头保持在安全、稳定的位置。导丝的选择也很重要，因为面对急诊创伤患者，每种选择都有其风险和益处。与救命球囊配套的"n"形头端导丝在进入血管后会重新塑形，腔内推进时能够呈现不错的形状，避免损伤和误入侧支动脉。

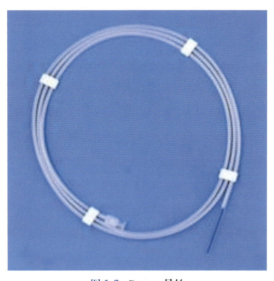

图 5-7 · Bentson 导丝

也有一些中心选择使用平直软端头的 Bentson 导丝（图 5-7），但导丝进入侧支动脉的风险更大，而且必须通过 X 线观察导丝。缓慢地推进导丝，如果遇到阻力就立即停止（避免造成夹层或刺破血管）。操作中术者必须去尝试"感觉"导丝，因为操作时影像学辅助可能出现偏差，无法"透视"，看不到导丝在腔内的真实状态和位置。在导丝进入穿刺针之前，你可以通过改变针与皮肤的角度使其更平行于血管，方便导丝进入，同时持续"感受"阻力。如果感觉不对，应立即使用现有的影像学辅助设备（如 X 线或超声）进行辅助。

当导丝进入血管至少 20 cm 后，可以取出穿刺针，进入并定位救命球囊。在不具备 X 线透视或超声辅助确认的情况下，过长的鞘管（25～30 cm）可能会增加发生动脉夹层的风险，但救命球囊的导丝不易造成夹层，且一体化鞘管的头端设计为锥形，也大大降低了这种风险。

即使导丝的推进很顺利（没有阻力），也可能并未走行在髂动脉或主动脉中。导丝在前进的过程中，始终存在进入侧支血管的风险。基于这种风险，在出现可能进入侧支的情况时，可以回撤导丝，放入短鞘能够保证鞘管本身安全地处于股总动脉和髂外动脉，再向前推进导丝，这样就保证导丝不会超出这个范围而进入侧支动脉。因此，短鞘是急诊室进行盲穿的重要备用品。

放置好救命球囊后，使用皮肤缝线或其他方法，务必保证外鞘管维持在原位。这个步骤十分重要,即使患者情况紧急,也不能减少这个环节,因为一旦鞘管脱出(尤其在紧急情况下,监护仪或输液的线路、纱布、其他器械等都会挂住鞘管,在不经意间将其拉出血管),不仅会导致严重的医源性出血,更可怕的是之前的努力全部作废,你需要重新开始动脉通路的建立。此时患者的血管上已经多了一个穿刺点,几乎无法两次将导丝放入同一个穿刺点内(除非行动脉切开),这时需要先行止血(如压迫穿刺点)!这无疑会增加许多不必要的操作时间,大大延误救治时间。而且,患者的动脉搏动可能随着血压的进一步下降而变得难以触及,增大了再次穿刺的难度。因此,千万不要忘记在鞘管到位后,尤其是将患者移动至另一个部门(CT检查室、血管造影室、手术室)或连接鞘管进行治疗、监测之前用缝合线或黏性胶带将其固定在患者皮肤上。同时,不要忘记告知同事(包括后续接手的其他科室工作人员)有关血管通路的相关信息,尤其是存在多个设备时每个鞘管的走向(分别在哪根血管腔内)。如果在完成REBOA、撤出球囊后,外鞘管留在腔内,且未来几小时内不进行腔内操作,应该将其与动脉血压仪连接,或连接输液器,使用10~20滴/分钟生理盐水冲洗(或间隔手推冲洗),以防止血栓形成。

在急诊室,应该时刻准备好建立常规股动脉或静脉通路所需的器械及药品(最好形成单独的器械单元包)。可能的话,应该准备多套器械,因为急诊医生可能同时面对多名患者,且需要同时建立动脉和静脉通路,并随时准备穿刺失败、器械污染、鞘管滑脱等情况导致的再次操作。

准备器械包的难度并不高,血管外科的创伤中心可以为急诊医生提供帮助,选择合适的器械。我们建议常备"血管通路器械包",此外,准备单独的"救命球囊专用器械包"。构建器械包时,可以根据现有的设备、器械和经验、习惯进行"个性化定制"。构建好器械包后,应该保证里面的器械随时可用(不要超过器械的最长安全使用期限),且团队成员必须知道里面有哪些器械,以及如何使用。

这是本中心急诊常备的救命球囊器械包范例(图5-8)。

- 局部麻醉剂(利多卡因等)和 2×10 mL 注射器/针头
- 穿刺针(18 G)
- Rosen 导丝(Cook)(0.035 in)
- 一体化救命球囊(7 Fr)
- 无菌盐水和 10~20 mL 注射器若干
- 3-0 皮肤缝线(或其他型号)和皮肤胶带
- 消毒无菌巾单(带孔洞巾)及手术衣
- 造影剂(备用)

其他医疗中心由于REBOA套件来自不同公司,产品型号复杂,所需鞘管尺寸不同,需要另外准备。

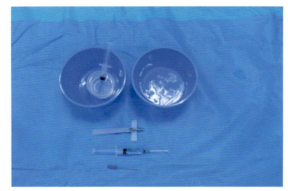
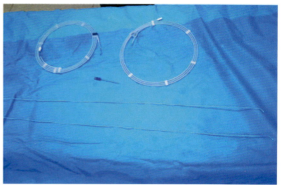
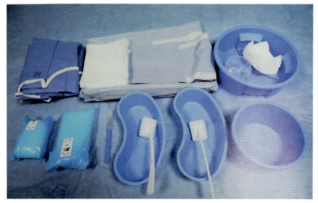

图 5-8 · 上海长海医院救命球囊配套操作包

(三) 血管通路建立后的使用和维护

1. 确保器械走行在腔内

如果插入了导丝,但是不确定其是不是走行在血管腔内,必须进行验证。可以取一个小导管,将其沿导丝推入,观察是否有血液流出导管(根据反流血情况进行判断,前文已有描述);如果条件允许,也可以在 DSA 辅助下进行血管造影,观察造影剂的显影形态。操作过程中,要时刻"感受"导丝和导管,任何额外阻力的出现都说明器械在腔内可能遇到了问题(导丝走行于内膜下、形成反折或进入侧支等),需要及时判断、处理,必要时应使用超声、DSA 等设备进行辅助。如果通路出现问题无法继续使用(鞘管脱出、血栓形成等),应立即使用超声或向上级医生求助,尽快重新穿刺建立新的通路。在建立新通路时,不需要将原有的鞘管拔除(可以稍后拔除),以免原穿刺点出血或占用本就紧张的医生进行压迫止血。

2. 扩大鞘管尺寸

如果医疗中心不具备一体化救命球囊,完成血管通路建立后,急诊外科医生根据患者的情况评估,治疗需要放置更大尺寸的血管腔内器械,如 REBOA,则需要更换更大尺寸的鞘管。在临床操作中,常用 7～12 Fr 尺寸的鞘管该如何选择,取决于可用于 REBOA

的球囊导管尺寸。

更换大尺寸鞘管前，应该使用生理盐水冲洗现有鞘管管腔，冲洗内芯，并将其放入新的鞘管中。将导丝经现有鞘管插入动脉，并保持好导丝位置。导丝的长度应至少为鞘管总长度的2倍，以便使用经导丝交换技术（over the wire）将较小的鞘管更换为较大鞘管。保持好导丝的位置，在穿刺点近端轻轻按压住动脉（在拔除鞘管后压迫动脉止血），避免拔除鞘管后发生出血。保持导丝的相对位置，缓慢拔除现有鞘管。在这个过程中，要始终确保导丝位置不变，避免在拔除鞘管时，将导丝带出血管。拔除鞘管后，可以沿导丝将新的鞘管插入血管，术者可能会感觉到鞘管与软组织间的阻力，这时操作一定不要着急，应使鞘管沿导丝缓慢前进，避免造成血管内膜撕脱或穿透血管。为避免鞘管和导丝打折，术者可以抓住鞘管距离皮肤上方2～3 cm处，缓慢送入鞘管，不要盲目推动。稳住导丝，重复上述动作（每次握在距离皮肤2～3 cm处送入鞘管），平滑地推进鞘管（一些人称其为"帕金森操作法"）。

需要注意的是，小心导丝的亲水涂层。因为在这些重复操作的过程中，很容易在不知情的情况下移动导丝。团队里面必须有专门的成员抓住导丝，以免改变其端头位置，以确保在拔除和送入鞘管时不会同时取出导丝，这是最危险的环节。意外取出导丝不仅意味着出血，也说明要重新开始建立通路的过程。

3. 维持血管通路的通畅

鞘管内或导管周围的血凝块是治疗中不希望看到的现象。球囊回撤后，留在腔内的外鞘管必须及时用生理盐水冲洗。在后期使用外鞘管进行血管造影或治疗的过程中，定期冲洗将会避免鞘管中出现血凝块（图5-9）。在整个腔内操作的过程中，应该经常重复这个动作。

当血管内血流量减少和鞘管尺寸较大时，情况会变得更复杂。REBOA治疗

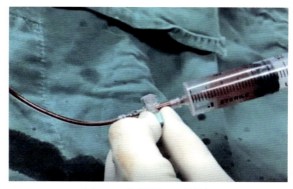

图5-9 · 冲洗鞘管，维持通畅

期间就是这种情况。鞘管可能占据股总动脉管腔的整个空间，很可能导致血栓形成和下肢缺血。通过梯度压力带施加缓慢压力治疗和连续的生理盐水冲洗可能有助于预防血栓。局部应用肝素也有一定作用，但创伤或出血患者多存在凝血功能紊乱，因此在实际应用中，不能一概而论，需要根据实际情况进行分析、判断。我们建议在完成治疗后，尽快取出鞘管。如果暂时无法取出（后续可能需要使用），应该按照前述的要求按时冲洗，经常关注穿刺侧远端的灌注情况。留置的鞘管在当晚可能会派上大用处，但次日就会带来一些麻烦。所以再次强调，请小心处理留置的鞘管。

（四）建立血管通路的时机

如果患者已经出现血流动力学不稳定或判断可能出现这种情况，应该立即建立动脉血管通路（即使患者无明显持续出血，也要考虑建立股动脉通路）。动脉通路能够为腔内操作提供机会，在后续治疗中为患者提供很多帮助，特别是患者病情发生急剧恶化时。

在患者到达急诊室之前，外科医生就可以通过院前得到的伤情、患者的生命体征和医护人员评估报告等信息做出初步的判断和拟定救治方案。如果患者生命体征良好，则可能很容易建立血管通路。应该注意的是，一些严重的失血性休克患者在早期得到了及时的补液治疗，其血压看起来很"稳定"，但在接下来的几分钟内可能会因持续失血而发生循环衰竭，血压急速下降，出现血管塌陷。如前所述，动脉通路有多种用途，包括但不限于为动脉有创压力监测、血液检查、腔内诊断及治疗（造影发现出血点、栓塞止血、REBOA等）提供必要的条件。因此，在面对严重的创伤性休克患者时，不要犹豫，尽早建立血管通路（动脉和静脉通路都很重要）。在患者进行气管插管或接受心肺复苏等救治时都能够进行血管通路的建立（此时没有其他人在患者的腹股沟区域操作）。

如果你判断患者建立血管通路可能会遇到困难，可以考虑和同事在两侧同时开始尝试建立通路（无论哪一侧先成功，都可以更快地开始治疗）。如果患者存在骨盆骨折且需要栓塞治疗，那么建立双侧通路将明显缩短手术时间。如果患者需要 REBOA 治疗，则从对侧动脉通路的鞘管监测动脉血压将有助于评估主动脉部分阻断期间（pREBOA）的远端血液灌注情况。

而且在救命球囊扩张完成阻断后，另一侧股动脉将难以定位（球囊阻断后，远端不再有血流灌注），动脉搏动消失会大大增加穿刺的难度（无论是超声引导下穿刺还是盲穿）。因此，如果考虑使用救命球囊进行主动脉阻断，请同时尝试建立双侧股动脉通路。治疗时，可通过救命球囊稳定患者血压，从对侧通路进行骨盆骨折出血的栓塞。

（五）回撤球囊及拔除鞘管

一体化球囊的外鞘管尺寸为 7 Fr，在完成 REBOA 操作后，可以留在腔内，其直径足够大，可以实施所需的后续治疗计划。但鞘管位于患者的血管腔内，会明显增加血栓形成的风险；而且较大尺寸的鞘管还会阻断血流，造成肢体远端的供血不足引起肢端坏死等情况。因此，在鞘管位于腔内时，术者或助手应该有规律地检查建立血管通路侧肢体的远端血供情况。如果发现肢端（如脚趾）出现血供障碍（按压褪色恢复时间明显延长或出现青紫、皮温降低等），应考虑到可能是由鞘管位于腔内造成，并及时处理。这时可以考虑更换较小尺寸的鞘管或开通对侧肢体或及时拔除鞘管其他血管通路进行治疗，当然这都需要对患者的病情进行整体评估，如果只有这个通路可用，必须以患者生命为第一选择。应切记一个原则，结束治疗后尽快拔除鞘管，争取保住患者缺血的肢体。

综合上述原因，急诊外科医生在使用救命球囊完成 REBOA 的操作，患者的失血和血压得到控制，甚至已经完成彻底的手术止血后，如果判断无须继续进行经该通路的腔内诊断及治疗，则应该尽快拔除血管内的鞘管，仔细闭合血管通路。

1. 判断拔除外鞘管时机

在外科医生、麻醉医生等医疗人员组成的急诊救治团队中，做出快速、正确的判断是十分重要的，会直接影响患者的救治结果。拔除鞘管的时机，需要谨慎衡量，主要矛盾在于：外鞘管留置时间过长，血栓形成和阻断血流导致下肢远端缺血的风险增高；过早地拔除外鞘管，如果后期再需要腔内治疗，重新建立血管通路的难度将明显增大，也会延误有限的救治时间。

应该在判断患者呼吸、循环等生命体征（血氧饱和度、血压、脉搏等）已经平稳，必要的检查（动脉血气分析、血红蛋白等）也趋于好转时，考虑拔除外鞘管。拔除前应对通路侧的肢体远端再次进行评估，如果存在严重缺血情况，需要判断是否立即进行动脉复通和切开取栓术。当患者呼吸、循环功能尚未恢复，或存在再次出现休克的情况下，可以在按时监测远端血供的情况下，适当保留外鞘管，以备可能需要进行的再次腔内抢救（REBOA等）。

2. 血管通路的闭合

拔除鞘管后，需要仔细地闭合动脉血管通路，避免发生动脉出血、夹层、撕裂等近期并发症，以及假性动脉瘤、血肿、感染等远期并发症。主要的闭合方式包括外部压迫、血管闭合器以及直接缝合动脉壁等方法（图5-10），具体方法将在本章最后一节详述。在闭合时，应该选择术者熟悉的方式进行。不管采取哪种方法，应在闭合后检查效果，保证血管确实已经完整闭合，无明显出血，以及确保血管无明显狭窄。经验丰富的血管外科医生触诊缝合的血管可以在一定程度上了解管腔是否存在狭窄（狭窄形成的管腔湍流会造成血管触诊呈"喘息样"改变），通过皮肤的颜色和隆起程度了解是否存在出血或血肿。在仍旧不确定是否出现狭窄或血肿时，请使用超声机进行辅助判断。必要时，应及时进行动脉再次缝合或动脉切开取栓术。

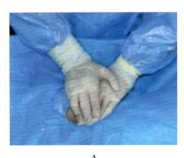 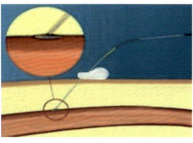 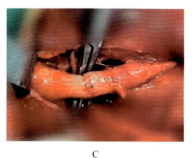

图5-10 · **血管通路的闭合**
A.外部按压闭合血管通路；B.血管闭合器闭合血管通路；C.直接缝合血管

一定要避免患者在休克得到成功复苏，血压和原始出血得到控制的情况下，因血管通路处理不当造成的出血或管腔狭窄闭塞而再次陷入危机。

三、其他血管通路

如前所述，CFA 通路对严重创伤患者至关重要。但操作时也可能意外地将导管置入股静脉，此时切勿取出。股静脉通路能够为液体复苏提供良好的路径。如果需要的话，还可以抽取一些血液用于实验室检查，只需用 10 mL 注射器抽取即可。但如果患者存在严重的骨盆骨折，可能同时合并髂静脉损伤。此时，股静脉通路不能很好地用于补液，但在特定情况下可以用于血管腔内的治疗，是通往腔静脉和肝脏（经门静脉）甚至随后放置下腔静脉滤器的便利通道。总体而言，股静脉通路是安全的，即使是非常大的鞘管，也可通过手动压迫拔除（一些 18～20 Fr 静脉鞘管拔除后可以尝试手动压迫止血）。

锁骨下静脉也可以作为良好的静脉通路，尤其是在颈部存在创伤的情况下。但是，建立锁骨下静脉通路必须承担医源性气胸的风险。有经验的术者可以通过超声辅助引导穿刺进入腋静脉。

在动脉方面，肱动脉通路也是一种不错的选择。但大多数创伤外科医生更倾向于使用股总动脉。因为肱动脉虽然容易暴露，但尺寸太小（3～4 mm），不易穿刺与操作，且拔除鞘管后，压迫止血比股动脉困难。而且经肱动脉通路，导丝必须经过锁骨下动脉进入主动脉弓，然后向下到达降主动脉。整个过程比较复杂（不利于急诊操作），且必须在影像学辅助下进行。这种方法放置救命球囊或其他主动脉阻断球囊耗时较长，主动脉弓位置的操作可能具有挑战性，且存在栓子脱落至颈动脉造成卒中的风险。

以上所述的方法都有各自的优点和缺点，急诊外科医生在操作时应该使用自己熟悉的方法。在创伤出血和低血压患者身上操作前，应该首先在模型上训练，接着进行选择性动脉穿刺。在急诊室，如果你旁边的同事可以做得更好或更快，那就考虑让他做。急诊创伤外科是在和时间赛跑！

第二节·救命球囊导入和定位

在 REBOA 操作中，建立动脉通路后，应该迅速将球囊导入血管腔内，并推进至目标位置。在球囊导入之前，常规情况下应先置入导丝，使其沿导丝前进并定位。该操作本身不具备很大难度，但需要在急诊的紧急情况下选择合适的配套器械，根据影像学辅助及患者的临床表现判断球囊位置，全程"小心"，避免操作中造成腔内损伤（血管撕裂、内膜撕脱等）。

一、器械的选择

有条件的急诊救治中心，主动脉腔内阻断应该首选长海救命球囊等专门用于 REBOA 的器械。如果不具备以上指定的器械，急诊创伤患者的球囊选择应该首先取决于接诊医生目前手头能够获得的工具。REBOA 操作的球囊必须是顺应性球囊，能够保证阻断效果的同时减少对血管腔内的损伤，多使用传统的经导丝交换技术系统，原本主要用于主动脉覆膜支架的展开，如 14 Fr 的 Cook Coda 和 12 Fr 的 Medtronic Reliant 球囊等。这些球囊需要较大的鞘管。阻断主动脉时，这些球囊直径可扩张至 40～46 mm，能够贴合大部分胸主动脉和腹主动脉。

选择好球囊后，还应该搭配适合的导丝来引导球囊到达指定位置。救命球囊配有专用的 0.035 in 尺寸导丝。在不具备专用器械的情况下，导丝必须具有合适的直径以适合球囊导管的中央通道（over the wire 系统），例如，Coda 球囊能够使用 0.035 in 直径导丝和 Reliant 0.038 in 导丝，而 Rescue 球囊使用 0.025 in 导丝。但是，在急诊的情况下，如果实在找不到（或来不及）刚好适合的尺寸，可以使用比规定尺寸直径更小的导丝，但不能使用更大尺寸的导丝。在操作的过程中，导丝的长度和硬度发挥着极大的作用。导丝需要足够的长度以便于在患者体内展开，同时在外部具有足够的长度以便安装 REBOA 导管。救命球囊的配套导丝长度为 180 cm，能够保证其在胸主动脉区域工作，特别是在弯曲和扩张的主动脉中。还可以满足后期通过导丝更换导管的需要。在简单的腹主动脉 REBOA 中，短导丝（约 150 cm）已经足够，过长的导丝（260 cm 或更长）在手术中不便于操作，尤其是在急诊的情况下（导入时间长、容易污染等）。也有一些人会建议在 REBOA 开始时使用长导丝以防止更换导丝出现问题。

导丝的硬度需足以支撑 REBOA 球囊导管的推进，但不能过硬以致紧急操作时刺穿患者的动脉壁。为降低这类风险，救命球囊选择了"n"形头端的加硬导丝（也可以使用 Rosen 导丝）。此外，45～60 cm 的鞘管（12～14 Fr）结合硬导丝（Lunderquist、Back-up Meier 或 Amplatz 导丝）也可为 REBOA 阻断球囊的导入提供必要的支持。应该注意的是，主动脉的扭曲在年轻患者中不是问题，但在老年患者中会造成极大影响。

急诊情况下，球囊导丝的选择完全取决于你手头现有的器械和经验。因此，我们建议根据以上原则常备固定的器械包，里面搭配尺寸、类型合适的工具，以便在急诊情况下快速展开救治。

二、球囊的导入定位

1. 救命球囊在无影像学辅助下导入及定位

在战场、院前等特殊场景下，无法获得影像学设备辅助，救命球囊的独特设计依旧可以通过体外测量、患者的表现、血压情况及"腔内操作手感"来判断、定位球囊，这当然也需要术者具备丰富的临床经验和扎实的理论基础。

在无法获得影像学支持的情况下，很难确定患者的损伤出血部位，也无法准确地定位球囊位置，因此不要急于导入球囊。导丝或一体化球囊进入血管通路之前，可以用其测量、对照患者剑突水平至股动脉鞘管的距离，然后在适当的距离位置做好标记（图4-12）。也即将导丝或导管头端放置在患者剑突水平，沿动脉入路走行放置其尾端，在导丝与鞘管与入路重合的水平进行标记。推进导丝及导管如未遇阻力，则说明其走行在股总动脉、髂外动脉、主动脉中，到达之前所述的标记位置，说明其头端可能位于剑突水平附近，可适当推进即可以将球囊置于主动脉Ⅰ区位置。在此区域进行REBOA阻断，能够实现大部分情况下的止血和血压维持，但是阻断时间需要适当减少（后文会详细描述）。

在无影像学辅助的情况下，临床判断出血位置在腹主动脉远端或更下方时，可以对主动脉Ⅲ区进行阻断，其定位也可以通过"盲法"进行。比较保守的方法，是将超过30 cm长的一体化鞘管在无阻力的情况下导入动脉（如遇明显阻力，可回撤后重新导入或等待影像学辅助，避免误入分支动脉或夹层，在扩张球囊时造成严重损伤），然后探出并适当扩张球囊，直至感受到球囊贴壁后的压力反馈（来自注射器）。此时，回抽少许液体减少球囊体积，使其能够在管腔内自由的上下移动，然后小心地将球囊导管缓慢向外拉出，遇到的第一个阻力应该是来自扩张的球囊触碰髂总动脉分叉起始部。停止向外拉导管，标记这个位置，向前推进几厘米，球囊就返回了主动脉，位于Ⅲ区远端。完全扩张球囊，即完成了主动脉Ⅲ区阻断。这个球囊定位既可以阻断来自骨盆及下肢的失血，也与危险的主动脉Ⅱ区有一定距离，相对安全，阻断时间也可以相对延长。

球囊在Ⅲ区定位的另一种方法与之前描述的测量剑突Ⅰ区定位方法类似，测量位点改成了患者的脐孔，从外部测量推进导管所需的近似长度。由于主动脉分叉（髂动脉开口）最常见于脐部水平，因此在绝大多数情况下，测量救命球囊一体化鞘管的头端刚好高于脐孔处所需的长度应该是安全和实用的。救命球囊的一体化外鞘管本身含有刻度标记，结合术者丰富的经验，甚至可以在无须预先体外测量的情况下，将球囊导管推进并定位在目标位置。

另外，国外经验丰富的急救中心经过众多病例实践及临床研究，总结提出了将球囊定位在主动脉Ⅲ区的"5×6"规则：基于腔内操作的习惯，术者每次操作大概推进导管的长度为5 cm，如此反复操作6次，推进导管大约30 cm，即在大部分患者中，球囊已经位于主动脉Ⅲ区。

在急诊不具备影像学辅助的情况下，确认球囊定位是否准确、合适的另外一个重要依据，是患者的表现：失血是否得到控制，血压是否得到提升、维持。当球囊在损伤近端的主动脉扩张并完成阻断，失血自然得到明显控制，阻断近端的血压也会随之提高并维持在安全范围。有经验的医生甚至可以通过反复调整导管进入腔内的深度、观察患者的血压变化情况来最终确定球囊的定位。当然，这需要最好预先在患者主动脉近端放置动脉血压监测设备。无论采用何种球囊定位方法，尤其是在盲法定位球囊的过程中，观察患者血压和失血情况都是很重要的一个环节。及时观察患者的情况变化可以进而发现 REBOA 的操作失误，例如，当患者的左上肢血压在球囊阻断后出现明显下降时，说明球囊的位置可能过于靠近近端，即阻断了左锁骨下动脉的开口。

REBOA 毕竟是急诊的止血操作，其主要目标是为后期彻底手术提供桥梁，不需要也没有办法做到像腔内其他手术一样的精准和完美的定位，这一点需要牢记。球囊的导入和定位必须根据出血损伤部位和患者的病情变化而决定，这需要术者接受系统和严格的培训，尤其是在无影像学辅助的情况下。

2. 影像学辅助下球囊导入及定位

救命球囊在导丝的引导下，可以顺利地进入腔内。在球囊导入的过程中，如果无明显阻力，可适当加速推进。如果阻力持续存在，应该及时通过必要的影像学手段查看导丝及球囊的位置。在 DSA 辅助下插入并推进导丝和球囊，可以确保其始终走行在主动脉中而不会进入侧支动脉（图 5-11）。其他辅助设备包括普通放射和超声也可以用来观察和判断导丝、球囊的位置。

DSA 作为指导腔内操作的"金标准"，能够准确地观察导丝、球囊等器械在血管内的走行及具体位置，确保其不进入分支动脉。REBOA 操作中理想的导丝头端位置为降主动脉

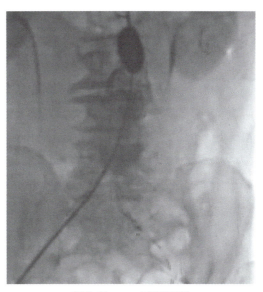

图 5-11 · DSA 下球囊显影

的近端，此位置能够满足救命球囊沿导丝推进至需要阻断的全部区域（Ⅰ～Ⅲ区）。在导丝到达指定位置后，沿导丝导入球囊的过程中，应该有一名助手始终保持导丝的位置不变，避免球囊的推进将导丝带入主动脉近端，造成瓣膜、左心室损伤或导丝进入颈动脉、椎动脉等重要分支。在 DSA 的辅助下，可以清楚地看到导丝，从而有效地避免这类不良事件。

通过 DSA 辅助下的动脉造影，可以发现主动脉或其他正在出血的创伤（造影剂外溢），有经验的医生还可以凭借外溢造影剂的形态和出现时间来判断患者有无其他合并损伤。损伤部位直接决定了球囊的放置阻断位置，必须位于出血部位的近端完整主动脉。

在急诊救治的操作过程中，DSA 所显示的图像往往不够清晰，这时一定要以实际止血和复苏的效果（血压上升并能够维持）为根据，而不要执拗于设备上完美的图像。在具备

REBOA 操作经验的中心也可以使用超声机来辅助观察导丝和球囊导管的位置。在急诊室中使用超声辅助 REBOA，需使用血管模式，将探头放在腹部并观察主动脉的声影。术者能够看到主动脉中有一条白线，即为导丝。操作时必须注意的是，肠道内的气体和患者的体质（肥胖等）会使超声观察主动脉中的导丝存在一定困难。这时与 DSA 辅助进行操作时一样，请术者不要执拗于拍摄完美图像，结合患者的血压变化情况判断球囊的定位是否合适。

在球囊扩张进行主动脉阻断前，应该最终通过影像学设备确认一下其具体位置。在保证球囊位于损伤近端的同时，尽量避免其停留在主动脉Ⅱ区，否则将引起腹腔重要脏器的严重缺血。虽然Ⅱ区的范围明显小于Ⅰ区和Ⅲ区，但是这种情况是可能出现的，尤其是这些重要的动脉开口极有可能出现在非预期的位置。因此，尽量避免将球囊定位在 T12 与 L2 的椎骨之间水平。

第三节·球囊扩张阻断

在救命球囊一体化鞘管定位在指定位置后，就应该探出并适当扩张球囊进行主动脉阻断，以控制损伤部位的出血，维持近端血压在安全范围。

一、球囊如何扩张和阻断

1. 探出、扩张球囊

传统模式认为，为了保证 REBOA 操作的安全性和有效性，球囊扩张和阻断最好在 DSA 等影像学设备的辅助下进行，并全程监测，避免球囊移位或损伤血管。长海救命球囊的"n"形头端导丝可以避免其误入侧支动脉；具备刻度的外鞘管可以实现体外测量预估进入深度，并通过观察露出体外部分的长度评估实际进入的长度；一体化鞘管可以在推进的过程中避免损伤主动脉内壁，并在球囊探出扩张后，给予其足够的支撑力，避免其发生移位。因此，其具备了在无影像学辅助的情况下进行 REBOA 操作的能力。

在一体化鞘管到达指定位置后，固定好外鞘管，向前推送内部球囊导管到底，此时，球囊即完全探出外鞘管（图 5-12）。随后，旋紧在外鞘管尾端的止血阀，将事先抽好液体的压力泵连接至内球囊导管的球囊注水口。

扩张球囊必须使用液体，以防止使用空气扩张后球囊破损导致气体栓塞血管。一旦气体进入动脉可能导致严重的肢端、器官缺血梗死等，进入静脉可引起肺动脉栓塞。目前理想的扩张液体为生理盐水与 X 线造影剂按照 1:1 进行混合的液体。这种混合液体使得救命球囊在扩张后，在需要的情况下可以通过放射检查来确定其位置。在紧急情况下，配制混

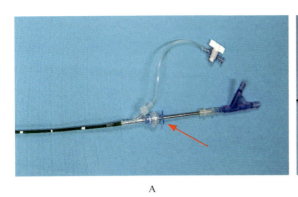
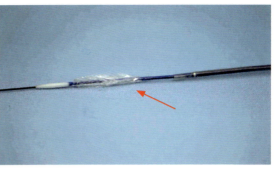

图 5-12 · 探出、扩张球囊
A.前推内球囊导管，直至紧靠外鞘管尾端；B.此时球囊完全探出外鞘管

合溶液会耗费时间，因此在急诊室使用救命球囊时，可以先直接使用生理盐水扩张球囊，通过观察球囊本身的标记、患者失血控制情况及上肢血压的上升情况来判断球囊所处的位置（需要时可回抽后进行调整，或换成混合造影剂的溶液进行观察）。在扩张球囊时，要缓慢开始注入液体，时刻观察患者血压变化及出血控制情况，球囊完全阻断主动脉后，近端血压会迅速提升，远端出血情况也会得到一定控制，呼吸、心率也会趋于稳定。同时，术者应在扩张的同时感受球囊与管壁接触后的压力反馈，避免过度扩张造成血管损伤。必要时可以使用 DSA 观察球囊在显示屏上的形状变化。顺应性球囊贴壁后，球囊的外壁会从弧形变成与血管壁一致的两条平行直线。为了避免血管损伤和感受球囊贴壁时的压力变化反馈，扩张球囊时也可以采用注射器。

虽然肠道气体和患者的体型会造成一定的困扰，但是经验丰富的术者依旧可以通过超声来监测球囊的位置。对于主动脉 I 区的观察，可以通过肝左叶的剑突下声窗显示膈肌水平的主动脉，而且术者可以观察到进入胸主动脉的导丝和导管。对于主动脉 III 区的观察，可以通过脐上方的横向视图生成肾动脉开口下方的主动脉视图。在这些位置，术者可以看到球囊的阴影。

2. 主动脉阻断后的注意事项

在充分扩张球囊完成主动脉阻断后（通过注射器注入 20 ml 或 30 ml 混合液体），可以通过旋钮关闭球囊腔的通道，即实现了球囊的持续扩张，也可以外接三通来控制球囊的扩张情况。如果术者不熟悉或忘记如何使用三通旋塞，只需旋转 45° 即可使其完全堵塞。这一环节十分重要，否则将只能始终手握接在 REBOA 球囊腔的注射器，并保持压力恒定，直到治疗结束。由于主动脉阻断可能引发一系列严重的并发症，因此阻断时间的控制十分重要，这要求术者必须准确地知道开始主动脉阻断的具体时间（即球囊完成扩张的时间），并做好记录，以便在患者后续治疗阶段采取相应的措施。

如果在患者的股动脉进行血压监测，则完全阻断后球囊远端的双相血压波形会随之消失，而球囊近端测量的血压会相应升高（也可观察上肢血压及颈动脉搏动情况）。当不具备有创血压监测时，可触诊患者股动脉搏动情况，尤其是血管通路对侧股动脉的搏动，其搏动消失同样说明球囊已经成功阻断主动脉血流。如果患者的左肱动脉或桡动脉搏动随着球囊扩张而消失，则说明球囊放置位置过近（即球囊已在左锁骨下动脉开口处扩张而阻断其供应左上肢的血流），应及时调整位置。

在球囊扩张完成阻断后，特别是阻断位置在Ⅰ区时，术者必须密切关注导管位置，保证其始终固定在同一位置。因为在完成主动脉阻断后，球囊近端的血压将明显上升，收缩压可能会突然升高 50 mmHg 或更多。随之而来的血压波动和球囊两端的压力梯度使球囊存在向远端移位的风险：球囊可能会一点一点地被推向血管外，特别是在使用短鞘管和软导丝时。如果没有固定好球囊导管，则球囊会在几秒钟内被血流推至主动脉分叉处，而失去阻断止血的作用。

强大的血流甚至会使球囊导管在主动脉内发生弯曲、倒转，因此，球囊扩张完成阻断后，固定在腔外的鞘管十分重要，我们建议救治团队始终有一名成员牢牢握住导管和鞘管，以保证两者在固定的位置。尤其是在患者转移和搬运的过程中，一定要与重症监护室、手术室、急诊室的同事进行必要的沟通，让每个团队都知道球囊何时开始扩张阻断，并保证始终有人负责保证导管的位置。在推进救命球囊的过程中，还有可能意外地拔出导丝，在扩张和阻断中，依旧要当心这个问题。可以考虑专人负责导丝、一体化鞘管位置的同时，采用一些装置或器械来进行固定，如用缝线将鞘管和导管固定在皮肤的相对固定位置。一旦固定，需要随时备有手术刀片和剩余的缝线，以防止患者的病情变化需要更换球囊位置。

二、主动脉腔内球囊阻断的方式选择

1. 传统的主动脉腔内球囊阻断

在 REBOA 的设计之初，其操作目的是通过扩张球囊完全阻断主动脉的血流，直至控制其远端损伤的出血，提升近端重要脏器（心、脑）供血的血压，即完全性主动脉腔内球囊阻断（total REBOA，tREBOA）或持续性主动脉腔内球囊阻断（continuous REBOA，cREBOA）。在这种模式下，扩张的球囊在结束治疗前是不会回缩的（图 5-13）。

在这种阻断模式下，主动脉特定部位血流被完全阻断，其远端器官、组织和肢体处于完全没有血供的情况，为防止主动脉阻断时间过长导致远端肢体及脏

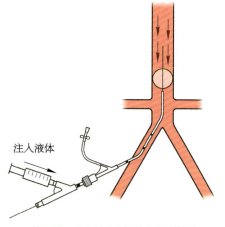

图 5-13 · 完全性主动脉腔内球囊阻断

器缺血和后期的再灌注损伤，应尽量缩短并严格控制主动脉完全阻断的时间。根据目前研究结论和国际指南，我们建议在主动脉Ⅰ区进行完全阻断的可耐受时间为 30 分钟或更短，最长不超过 60 分钟；主动脉Ⅲ区的可耐受完全阻断时间相对较长，为 4～6 小时，但是阻断时间控制在 30 分钟以内是最安全的，能够有效控制后期的再灌注损伤。主动脉Ⅱ区存在腹腔干动脉、肠系膜上动脉、肾动脉等负责重要脏器供血的分支动脉开口，一旦球囊直接阻断该区域，会完全隔绝包括主动脉远端反流血在内的器官所有血供，造成严重缺血，形成血栓，影响脏器功能，甚至导致远期脏器坏死，因此理论上不宜将球囊放置在主动脉Ⅱ区进行阻断。如果患者病情需要，必须在Ⅱ区进行定位阻断，则应尽量缩短阻断时间，并密切监测患者病情变化，在后期治疗中采取积极的措施缓解器官的严重缺血。

在治疗结束，解除完全性主动脉阻断后，由于长时间的远端缺血，会造成后期的缺血再灌注损伤、血栓形成等严重并发症，需要手术医生和麻醉及监护室的医疗团队进行必要的交接，做好应对准备。

2. 部分主动脉腔内球囊阻断

部分主动脉腔内球囊阻断（partial REBOA，pREBOA），是指在球囊到达指定主动脉位置后，并不是完全扩张阻断全部主动脉血流，而是根据患者的血压恢复情况进行部分球囊扩张，使得一部分主动脉血流可以通过阻断部位流向远端，为下游器官、组织提供一部分血供，避免后期坏死和再灌注损伤（图 5-14）。即根据患者的血压情况来调整球囊的容积，进而改变球囊的扩张程度和主动脉的阻断程度。其本质目的是使患者在血压能够维持在生理需要的情况下（收缩压 >90 mmHg），尽量减少远端的缺血情况，避免形成严重的器官损伤和缺血再灌注（这

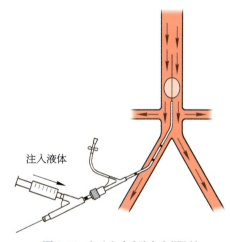

图 5-14 · 部分主动脉腔内球囊阻断

也是治疗后期患者死亡的主要原因）。由于该技术自身的特点，进行 pREBOA 操作时会使患者在其创伤部位有一部分的血液丢失，只要能够维持血压在安全范围，相比于严重的并发症，少量的失血是可以接受的。但是，这种操作要在严密监控患者血压的情况下才能进行，即需要在阻断近端的动脉留置血压监测导管。

术者可以在球囊到达目标位置后，缓慢地扩张球囊，进行 pREBOA，同时观察患者的血压情况（阻断近端动脉收缩压）是否趋于稳定，用球囊近端的收缩压作为指导，指示其有效地使用。目标是将收缩压提高到 80～90 mmHg（在疑似脑损伤的病例中可以再略高一些），直到控制住严重的出血。如果情况允许，在对侧建立血管通路，可以监测患者阻断球囊远端的血压，进而确认建立 pREBOA（在 tREBOA 时，阻断远端不应该有血压波

动，而 pREBOA 的阻断远端可以监测到血压波动）。

pREBOA 的使用最重要的是建立患者的血压监测，在条件允许的情况下还要建立阻断球囊远端的血压监测，明确远端灌注和可能的失血情况，如远端失血过多或患者血压难以维持，在必要时可以恢复完全性主动脉腔内球囊阻断（tREBOA）。

3. 间歇性腔内主动脉球囊阻断

与 pREBOA 一样，间歇性腔内主动脉球囊阻断（intermittent REBOA，iREBOA）的目的也是在维持患者血压的情况下，保证阻断远端的部分血供，避免后期严重的致死性并发症。间歇性主动脉球囊阻断，是指在执行主动脉阻断的全过程中，间歇性地、每隔一段时间有计划地回缩球囊、恢复一定主动脉血流，对远端提供一定程度的再灌注（图 5-15）。根据最新的美国指南推荐，在主动脉 I 区进行 REBOA 时，保证患者收缩期血压不低于 80 mmHg 的情况下，主动脉每阻断 15 分钟应回缩球囊 30 秒，为远端提供一定血供。此外，iREBOA 还有另外一个作用，那就是间歇性解除阻断时，恢复的血流能够使已经停止的出血部位重新出现失血，帮助外科医生在不确定损伤出血部位的时候，以可控的方式进行准确定位（发现出血点后即可恢复球囊阻断，控制出血，方便止血操作）。这在开放手术寻找出血点时尤其重要，能够大大缩短手术时间，减少不必要的失血。

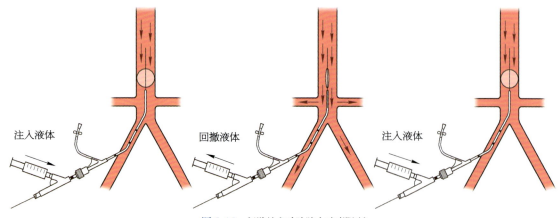

图 5-15 · 间歇性主动脉腔内球囊阻断

与 pREBOA 一样，iREBOA 应用的重点也在于"可控"，即在保证患者血压稳定的基础上进行。应用 iREBOA 的理想情况是间歇性地回缩球囊，患者血压始终维持在安全范围，此时已经做好了进行彻底止血手术的准备，术者需要将球囊向远端移动或者回缩来定位出血位置。另一种常见的使用情况是当患者生命体征稳定后回缩 REBOA 球囊期间，突然出现血压急速下降，循环情况变得不稳定而必须再次扩张球囊阻断主动脉。

与 pREBOA 相比，iREBOA 在间歇性回缩球囊期间，对患者的血流动力学影响较大，容易出现血压较大波动，导致不良后果，目前尚无明确有益的球囊阻断间隔时间，因此建议有经验的术者将两者结合起来应用。即使是球囊间歇回缩期间，也不要完全回缩，在动态血压监测的情况下缓慢、有序地进行操作，根据患者生命体征控制球囊的回缩程度和时间。

pREBOA 和 iREBOA 的出现，是主动脉腔内球囊阻断理念不断发展的结果，也是对 tREBOA 的重要补充。在有经验的救治中心，这两种阻断方式已经成为常规使用的技术，极大地降低了 REBOA 术后并发症的发生率（即使发生并发症，其严重程度也会得到很大缓解），使 REBOA 技术更加容易被急诊医生接受。

第四节 · 球囊的回缩和撤出

经过谨慎的评估，患者的生命体征已经达到或趋于稳定（呼吸、循环功能恢复），可以考虑回缩救命球囊，收入外鞘管，并最终将其撤出血管通路。球囊阻断时间每延长 1 分钟，远端缺血的程度就加重一分，后期的再灌注损伤也随之增加。

一、球囊回缩和撤出的原因和时机

如前文所述，在救命球囊的操作流程中，可能由于损伤部位不明需要重新调整球囊放置的位置、术中查看可疑出血灶部位、为远端肢体或器官提供短暂的血流进行再灌注或最终彻底完成救治等原因，需要回缩并撤出球囊。其中最常见的是在完成救治目标后，将球囊彻底撤出。

救命球囊的主动脉阻断会造成其远端严重缺血和极高的血栓形成风险，即便采用 pREBOA 或者 iREBOA 也会造成一定程度的缺血和后期不可预估的再灌注损伤，因此，在确定患者已经复苏成功后（即预估无须再次进行球囊扩张），应立即回缩球囊。在 REBOA 发展的历史中，球囊导管在血管中留置时间过长，末端血流被持续阻断，导致患者后期不得不截肢的病例比比皆是。

但是，创伤性休克的患者病情复杂且多变，很难判断生命体征已经恢复平稳，不再需要腔内治疗。即便现在呼吸功能恢复，考虑拔除气管插管；血流动力学稳定，血压、心率平稳；意识清楚，对答如流，但是转瞬间也可能由于潜在的损伤而再次出血、血压急速下降、出现呼吸衰竭，甚至死亡。如果由于治疗需要，必须将球囊回缩后留在原位，我们建议每分钟用 10～20 mL 生理盐水进行冲洗，同时每小时检查一次患者肢体远端的血供状态。

评估救命球囊回缩和撤出时机，即判断患者"转危为安"的时刻，需要综合许多指标和经验，很难有明确的指导性建议。可以在初步判断时机到来时，通过 pREBOA 和 iREBOA 进行过渡，在维持患者血压的情况下，逐渐回缩球囊，直到完全回缩后患者血压仍旧维持在安全范围，便可以考虑撤出球囊。但是，更简单的考虑方法是：只要外鞘管留在腔内，即便球囊暂时撤出，也可以很快重新完成导入、定位、扩张、阻断的一系列REBOA操作。因此，鞘管的拔除时机才是更重要的（后文会详述）。

二、球囊回缩的方式及注意事项

救命球囊的回缩，尤其是在治疗结束进行回缩时，一定要遵循必要的原则。这时患者的病情已经得到控制，呼吸、循环平稳，不需要紧急处理，治疗团队可以静下来，"仔细"地操作了。

回缩开始时，一定要缓慢地开始。因为球囊回缩后，术者和治疗团队会面临患者血流动力学的剧烈变化。随着主动脉阻断的解除，大量血液流向主动脉远端及相应的器官、肢体组织，这会使患者本就有限的血容量瞬间变得"严重不足"，导致急性循环衰竭。同时，由于远端长期缺血，恢复的血供会造成致命的再灌注损伤。同时，由于在急诊室、院前、战场等场景下使用救命球囊进行REBOA操作，术前根本无法进行患者血管条件的评估，可能会忽略动脉瘤、夹层、硬化斑块等致命的原发疾病。这些疾病在球囊导入、扩张时可能没有明显影响，但是在球囊回缩时，可能产生斑块脱落，内膜损伤造成夹层、动脉瘤破裂等情况。而快速回缩球囊，无疑会增加以上风险的发生率，因此，在回缩球囊时，一定要缓慢地进行，并时刻观察患者的血压和其他生命体征的变化。

目前研究指出，每30秒从球囊中抽出1~2 mL液体内容物是合理的回缩速率。但请注意，由于REBOA操作使用的都是顺应性球囊，其容积的最后2~4 mL对球囊直径和形状的影响最大，因此，切记，在回缩的最后阶段千万不要匆忙！尽量不要让球囊的形变过于迅速。

一定要保证球囊已经完全回缩，再缓慢撤出。撤出前，如果条件允许，可以通过造影来确认血管的情况。球囊的回缩和撤出过程中，始终要注意保护血管通路，避免因原发病或操作不慎造成严重的血管损伤。

在球囊回缩的过程中，治疗团队（尤其是麻醉医生和重症监护室医生）的良好配合和沟通十分重要。在回缩球囊前，整个治疗团队必须做好应对马上到来的急性循环衰竭（血压下降、心率异常）、血容量严重不足、再灌注损伤引起的内环境电解质紊乱（高钾血症和酸中毒）等一系列严重并发症的准备。这些准备包括充足的血制品及复苏液体、血管活性药物（血容量得以恢复并排除了活动性出血后才能使用）、血液透析治疗（高钾血症及电解质紊乱）以及必要时迅速地再次扩张球囊（如果循环衰竭、血压下降无法缓解）等。对于REBOA操作中最大的"隐形杀手"——再灌注损伤，其实早在球囊置入的几小时内就已经出现并一直对患者造成伤害，因此不应将其单纯作为球囊回缩后才出现的并发症，要始终保持"紧张"。

在经历了惊心动魄的创伤性休克抢救阶段，完成止血和血压控制后，术者应该转而关注患者的前期休克和大出血所造成的内环境变化。同时，在精神放松下来后，应该警惕弥散性血管内凝血和血栓性微血管病，虽然后者发生的可能性较小，但是预后不良，致死率高。

第五节·鞘管取出和通路封闭

在患者生命体征恢复平稳，完成所需腔内治疗前，外科医生就应该考虑何时拔除留在腔内的外鞘管，以及如何封闭血管通路的问题。鞘管在血管腔内放置，就会增加血栓形成的风险，而且尺寸较大的鞘管还存在堵塞动脉血流的可能。因此，在经过谨慎的判断，确定患者已经转危为安后，应尽快拔除鞘管、闭合血管通路，降低这些可怕的风险。但是，治疗的矛盾在于，如果患者的病情出现反复（再次出血造成血压下降、呼吸困难等），可以利用现有的血管通路立即进行腔内治疗（REBOA等），无须再次开通动脉通路而节省了宝贵的救治时间；而如果已经拔除鞘管，此时患者血压急速下降，建立新的血管通路的难度将明显增加，同时，由于再次建立血管通路需要至少花费不少于首次建立通路的时间，这必将延误有限的救治时间。如何处理好这一对矛盾，是救治团队必须解决的难题。

在拔除鞘管后，必须正确闭合血管通路，避免其发生出血、狭窄等严重后果。一旦出现血管通路并发症，应及时解决，必要时进行手术治疗。在患者彻底治愈前，都应该时刻准备复建血管通路。

一、何时拔除鞘管

最简单的回答是：当患者血流动力学回归稳定，凝血状态正常，不再需要外科干预时即可考虑拔除鞘管。问题是面对复杂的创伤患者，你永远不会确定地知道这个时机什么时候到来。患者可能存在静脉出血，或间歇性出血，这在 CT 等检查时很容易遗漏。有些患者的 CT 等复查一切正常，但是转瞬即出现不明原因的大出血导致再次休克。通常情况下，小尺寸的鞘管（5～7 Fr）可以放置一夜（有时甚至可以保留几天，但我们不建议常规这样做），大尺寸的鞘管（10-12-14 Fr）在必要的手术后应尽快取出，以避免下肢远端缺血和血栓形成等并发症，鞘管只要留在血管腔内，便可能引起血栓。救命球囊的一体化鞘管尺寸为 7 Fr，虽然不属于大尺寸，也应在患者生命体征稳定后，及时拔除。但对于生命体征不稳定的患者，如果能够保证按照之前所述的要求进行鞘管冲洗，可以考虑将外鞘管留在原位，以备不时之需。在留置鞘管期间，应该每小时进行一次同侧肢体远端的灌注情况评估，及时发现并处理鞘管造成的远端缺血。取出鞘管之前和取出的同时，应该通过注射器吸出一些血液（边拔边吸），如果发现血凝块，则应该考虑形成血栓和潜在的远端栓塞。在这种情况下，如有需要，最好继续进行开放性股动脉探查和血栓取出术。

二、如何拔除鞘管并关闭通路

急诊情况下的血管通路闭合，与择期手术情况基本一致。在确认不再需要血管通路后，可以使用以下几种方法拔除鞘管：外部压迫（手动或使用器械）、血管闭合器、筋膜缝合或直接手术修复。拔除鞘管后，需观察是否伴随有血凝块，如果有，说明存在管腔内的血栓，应及时进行溶栓或切开取栓治疗。

1. 外部压迫

救命球囊的外鞘管（7 Fr 及以下的较小尺寸鞘管），可以通过手动压迫或使用专用压迫器械完成血管通路闭合。由于血管穿刺点的位置不处于皮肤穿刺点的正下方（穿刺针进针方向约呈 45°），而是位于其近端 1～2 cm（取决于患者肥胖程度），因此压迫的位置应在皮肤穿刺点的上方（近端）1～2 cm。用力垂直向下压迫（如果患者消瘦，可以触及股动脉的走行），观察皮肤穿刺点无明显血液渗出后，保持压迫一段时间以确保血管穿刺点闭合（动脉通路的压迫时间应长于静脉通路，具体压迫时间视情况而定）。但外部压迫的方法完全依靠患者自身凝血功能完成穿刺点闭合，如果患者伴有凝血障碍，则存在穿刺点再出血的风险。为避免这种情况，应在压迫止血完成后，确保医务人员按时检查穿刺部位，观察是否出现出血，并在压迫闭合后第一小时内尽量不要覆盖穿刺部位（如果可能）。千万避免患者在救治成功后，因为股动脉大出血而出现意外。也可以使用机械压迫设备，如 Fem-Stop。无论是哪种压迫方式，尽量选择术者熟悉的方法进行，以确保压迫的效果。

2. 血管封合器

在闭合血管通路时，也可以使用多种器械，包括 Perclose、Starclose、Exoseal、Angio-seal 等。所有这些器械都有各自不同的操作方法，因此其使用都需要经过正规培训，操作时动作轻柔，尽量避免误操作造成不必要的损伤（血管撕裂、动脉狭窄、动脉闭塞等）。如果外科医生已经熟悉此类器械用法，可以按照自己的经验选择适合的器械和尺寸。否则，应该在平时参加培训，或参阅每个器械的使用说明书，了解各个器械的使用方法。

封合器的设计原理不同，有些是利用线节闭合穿刺点破口，有些是利用垫片封堵破口。由于动脉管壁较厚，且压迫相对困难，因此缝合器大多设计用于动脉通路的闭合（静脉管壁较薄，垫片与线节均容易损伤管壁，且压迫闭合相对容易，因此多使用外部压迫方式）。在操作时，除了掌握不同的使用方法，还应注意每种器械所适用的动脉尺寸。如果尺寸选择不当，不仅难以起到闭合穿刺点的效果（垫片和线节的宽度无法满足破口），而且容易造成穿刺点处的撕裂损伤。

在使用血管封合器时，还应注意被封堵部位。因为股深动脉开口于股总动脉的深面，在封合器进入腔内时，如果正好位于股深动脉开口上方，操作后容易使股深动脉开口受影响而造成狭窄甚至闭塞。

3. 筋膜缝合

这是一种在文献中提到的相对实用的方法，也是一种作用明确的技能。可以对包括重症监护室在内的特定患者实施，也可以用于缩小鞘管尺寸（当需要从 12 Fr 鞘管交换至 5 Fr 鞘管时）。术者首先切开皮肤，游离至股筋膜，在鞘管周围缝合之后打滑结固定。这需要经过培训，此处不作详述。这种方法在某些特定情况下可以起到不错的效果。

4. 直接动脉缝合

动脉缝合为闭合血管通路的金标准。这需要手术室团队和血管外科医生配合。行动脉缝合时，应该仔细游离股动脉，使用乳突撑开器获得良好的术野后，用吊带或无损伤钳控制阻断血管穿刺点近端的血流，常规使用 5-0 Prolene 缝线（或 C-V 缝线）仔细连续缝合穿刺点裂口（图 5-16）。完成缝合后应立刻评估闭合效果，观察缝合处有无出血，触诊缝合段的管腔是否狭窄（狭窄会造成血液湍流，触诊有轻微震颤）。如果解除阻断后，缝合处有出血，不应着急追加缝合，可以用纱布放在缝合部位用手压迫，观察出血是否停止。压迫时应注意不要压瘪血管，而是在保持管腔血流通畅的情况下，压迫止血。如果是缝合的针眼出血，压迫后多可止血。如果发现缝线间出血，可适当追加缝合，多使用比之前缝合时更细的缝线。在追加缝合时同样应该阻断血流，否则存在缝合时动脉搏动撕裂血管的风险。追加缝合后注意不要结扎过紧，否则容易使左右的连续缝合线松弛，反而增加出血。

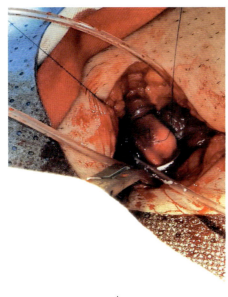
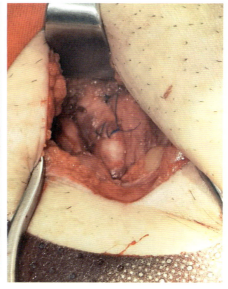

A B

图 5-16 · **血管直接缝合**
A. 缝合前；B. 缝合后

该方法的优点是，能够确切地闭合血管，及时发现血管背侧可能的出血，并在需要时进行动脉取栓术。根据抢救及术中情况，缝合前也可以进行必要的血管造影，获取一些额外信息。

三、拔除鞘管后的并发症及处理

拔除鞘管、闭合通路后，患者可能出现穿刺点出血、血肿、假性动脉瘤及管腔狭窄等并发症。经验丰富的急诊外科医生应该在闭合通路的工作结束后，及时发现这些并发症的端倪，积极地处理。穿刺点出血、血肿等可以通过穿刺点附近皮肤出现隆起、颜色呈青紫色，甚至可触及搏动震颤发现，如不及时处理，后期可形成假性动脉瘤，需要手术治疗重新闭合出血点。管腔狭窄甚至闭塞将直接影响下肢远端的供血，一旦出现，必须立即手术治疗。

在没有出现以上表现，但是术者对压迫或缝合情况不满意时，应及时使用超声设备进行辅助检查。便携式超声机能够很好地观察动脉结构及其完整性，及时发现可能存在的出血点和管腔狭窄。使用多普勒超声能够进一步确定动脉血流是否良好。如果超声还是无法确定血流是否正常，你可能需要进行血管造影或动脉切开取栓术。如果判断需要进一步手术，不要回避！

在创伤外科领域，我们必须强调"如果存在疑问，就应该做到毫无疑问"（if there is doubt, no doubt）。必要的时候（可疑血肿、血栓、出血等），可以切开游离动脉，仔细检查血管穿刺点及血流量，感受动脉是否存在湍流、狭窄。

四、随时准备重新建立血管通路

虽然经过医生慎重的判断，可以结束腔内治疗，关闭血管通路，但是由于创伤性休克自身的复杂性，患者的病情可能随时出现"反转"，这有可能需要重新建立血管通路，再次开展腔内治疗（救命球囊等）。因此，即使顺利拔除鞘管，也不应该彻底将腔内器械抛诸一旁。在重症患者的病床旁，应该始终放置本书前述提到的建立血管通路的器械包，以及救命球囊器械包。这应该跟常备气管插管和气管切开包同样重要。

参考文献

[1] Stannard A, Eliason J L, Rasmussen T E. Resuscitative endovascular balloon occlusion of the aorta (REBOA) as an adjunct for hemorrhagic shock [J]. Journal of Trauma, 2011, 71 (6): 1869-1872.

[2] Jacob J G, Andrew D F, Stacy A S, et al. A contemporary report on U.S. Military Guidelines for the use of whole blood and resuscitative endovascular balloon occlusion of the aorta (REBOA) [J]. Journal of Trauma and Acute Care Surgery, 2019, 87 (1S Suppl 1): 1.

[3] Brenner M, Hoehn M, Pasley J, et al. Basic endovascular skills for trauma course: Bridging the gap between endovascular techniques

and the acute care surgeon. [J]. Journal of Trauma and Acute Care Surgery，2014，77（2）：286-291.

[4] Martinelli T，Frédéric Thony，Philippe Decléty，et al. Intra-aortic balloon occlusion to salvage patients with life-threatening hemorrhagic shocks from pelvic fractures [J]. The Journal of Trauma，2010，68（4）：942-948.

[5] Matsumura Y，Matsumoto J，Kondo H，et al. Fewer REBOA complications with smaller devices and partial occlusion：Evidence from a multicentre registry in Japan [J]. Emerg Med J，2017，34（12）：793-799.

[6] Teeter W A，Matsumoto J，Idoguchi K，et al. Smaller introducer sheaths for REBOA may be associated with fewer complications [J]. Journal of Trauma & Acute Care Surgery，2016，81（6）：1.

[7] Johnson M A，Neff L P，Williams T K，et al. Partial resuscitative balloon occlusion of the aorta（P-REBOA）：Clinical technique and rationale [J]. J Trauma Acute Care Surg，2016，81：S133.

[8] Morrison J J，Ross J D，Houston R，et al. Use of resuscitative endovascular balloon occlusion of the aorta in a highly lethal model of noncompressible torso hemorrhage [J]. Shock，2014，41（2）：130-137.

第六章
血管腔内和开放杂交技术

第一节·血管腔内和开放杂交技术概述

现代高级创伤生命支持（advanced trauma life support，ATLS）的理论革新了创伤性休克患者的治疗方法，为创伤外科的诊断和治疗提供了新的通用理论依据和方案。ATLS理论中的初步创伤急救基础知识，主要强调患者的气道问题和大出血控制的早期诊断和处理并提出一种方案化方法，为各种创伤患者提供有效的初步评估和治疗。但目前 ATLS尚未提供关于早期利用不断发展的血管腔内和开放杂交技术（endovascular hybrid trauma and bleeding management，EVTM）理论辅助进行创伤急救的指导意见或指南。EVTM 理论不仅仅指在特定的手术室（具备 DSA 设备的杂交手术室）中，接续或同时进行腔内和开放手术（杂交手术），而是将先进的腔内治疗技术理论与传统手术治疗相结合，灵活地运用两种理论的优势，巧妙地寻找最佳治疗方案。EVTM 理论的实施不应局限于杂交手术室，还可以在院前、战场，甚至护送患者的途中，这将大大增加严重创伤性休克患者的救治成功率。对于具有相应合适技术和能力的急救医务人员，EVTM 理论代表了创伤外科和急救模式可能发生改变，可以为严重创伤患者的早期救治提供额外的新途径。

EVTM 理论中腔内治疗的基础是需要建立可供器械进入的血管通路，这使得在一线急救过程中，可能将初步创伤评价和治疗方法中提倡的传统"ABCDE"助记符改为考虑使用"AABCDE"，即开通气道和建立血管通路同时进行，再进行呼吸、循环等后续操作。急救流程助记符的更新可以更好地代表真实环境下的现代创伤救治模式。改变主要是将建立血管通路，尤其是动脉通路，作为创伤急救的早期常规操作，以便早期进行血压监测、使用液体复苏和药物治疗等。同样重要的是，考虑在早期严重创伤引起失血性休克的情况下同时开通血管通路也为医疗团队提供了实现腔内救治的机会。避免患者病情进展再进行操作遇到的困难（血管塌陷、穿刺困难）。

EVTM 的出现，不仅改变了急救模式和流程，更重要的是拓展了创伤外科医生的思路；在患者的治疗获益方面，EVTM 不仅仅提供了腔内治疗方法的选择，更重要的是将这种选择融入了整个治疗流程，为患者的成功救治提供了无限的可能。当你面对一名严重的创伤性休克患者，他有未知的腹腔、骨盆或腹膜后大出血，生命垂危。这时，常规思路是需要尽快确定潜在的出血源，并及时控制出血，维持患者血压和生命。但是在如此紧急的情况下，物理诊断的效果堪忧，评估患者是否能够坚持进行 CT 检查同样十分困难，而且，CT 就一定能够发现"病因"吗？这时，经验丰富的医生可能会选择将患者直接送到手术室，打开腹部，寻找出血点进行结扎、填塞等止血操作。但是，EVTM 理论提供了新的观点和思路。

无论是为了诊断抑或是治疗，对于上述患者的止血操作都是十分重要的。在救治复苏的过程中，如果急救医生具备相应的技术，仅需几分钟就可以在患者的动脉中插入 REBOA 球囊，进而在主动脉Ⅲ区各部位（必要时可在Ⅰ区）进行尝试阻断，观察患者血压和出血变化情况。如果阻断后血压得到维持、出血情况缓解，可以尝试部分回缩球囊（即 pREBOA）看看患者是否能够耐受，不断寻找使患者生理稳定的平衡点。此时将患者送到 CT 检查室进行扫描，会大大降低出现不良事件的可能性。如果腹腔出血不多或者通过腔内技术可以控制，则很可能不需要进行开腹手术。毕竟防止不必要的开放手术（开放体腔手术）能够有效避免体温急剧下降、额外液体流失和凝血功能恶化等糟糕的情况。即便后期还是需要进行开放手术，当 REBOA 在位时，能够在近端控制出血，可以使手术变得更为便利、顺畅。

腔内操作作为 EVTM 的重要组成部分，大多数情况下，可以帮助医生处理创伤性休克的患者。但是，对于何时、何地、如何进行腔内操作，需要仔细思考。术者在 EVTM 的框架内，需要了解腔内操作和工具的可能性和局限性。例如，涉及出血时，一般遵循"近端和远端控制，再修复中间"的原则，或者在可行的情况下，阻断不稳定患者中出血无法控制的远端。这些临时决定都需要术者全面掌握解剖学和生理学知识，同时要了解可以用于治疗和抢救的工具。

但是，EVTM 并不是刻板地要求急救医生将腔内治疗放在首位，甚至有时应该反过来进行。EVTM 思维需要独立于"病变"之外思考，而不是依赖于既往的规定，腔内思维很重要，但是也可能会影响术者客观的判断，反而误入歧途。腔内操作可能会比开放手术耗时更长、难度更大（导丝顺利通过病变部位可能会为治疗节省 1 小时，但是在不稳定患者的身上，这项操作可能需要很长时间），EVTM 的概念只是处理救治中的注意事项，帮助医生确定腔内操作和工具是否对患者有益，并不是彻底排除开放手术。每个患者情况不同，不能拘泥于腔内治疗，这需要医生的思维过程流畅，始终要有 B 计划。

近 20 年来，EVTM 理论在血管外科中得到了广泛应用，效果很好。这个想法很简单：可以将血管腔内工具与开放手术相结合，用以控制危及生命的出血。虽然理论上很简单，但需要先进的技术。创伤外科医生必须熟练掌握导丝和导管的使用技能，以充分利用腔内技术。另外，与团队内同事的合作至关重要，这也是 EVTM 概念的重要组成部分。从其他专业领域可以学到很多知识和技术，这些技术在困难的临床工作中非常有用。

当救治团队考虑将 EVTM 作为创伤出血患者的抢救思路时，具备血管外科技能的创伤外科医生应该被视为该团队不可或缺的成员，其应接受过基本的 EVTM 培训。在创伤外科医生运用 EVTM 理论和技术进行急救时，要跳出原有的思路束缚，不要去盲目追求所谓的解剖学纠正（结扎、填塞、切除等），应该让"生理稳定"（灵活运用腔内和开放技术，首先稳定患者血压和生命体征，尝试寻找治疗平衡点）作为决策的依据和目标。

创伤外科医生应该时刻牢记，即使所有这些措施都需要做，也必须决定优先做什么。什么时候治疗什么损伤？使用什么技术，以及如何使用？这在很大程度上取决于救治团队的经验，但 EVTM 思维的第一条规则仍是创伤的第一条规则：如果患者出血，则止血！如何使用血管腔内或杂交工具止血取决于后面章节讨论的许多因素。

第二节 · REBOA 在 EVTM 中的应用

在创伤救治的新型理论中，越来越少的患者会直接进入手术室进行传统剖腹手术。这一急救新进展得益于更好的成像技术（DSA 或超声辅助）、创伤处理研究（主动脉阻断、分支血管栓塞等）、腔内放射治疗学的兴起及 EVTM 这一新理论，也需要创伤外科医生技能的不断进步和扩展。EVTM 理论在目前的救治工作中越来越重要，其中最主要的工具就是 REBOA，创伤外科医生不仅要了解，还要学习，并在抢救时将其作为创伤性休克患者处理的组成部分。

前文已经详细描述了 REBOA 的原理和操作流程及方法，该技术符合典型的 EVTM 救治理论。从 pREBOA 的新研究和新进展来看，如今在插入 REBOA 导管的情况下进行患者的延长运送是可行的。这给许多严重的创伤性休克患者提供了重要的救治机会，也是 EVTM 理论的最好应用。

例如，高速汽车碰撞造成的钝性创伤患者最初更有可能被救护车或路人送往就近的医疗中心，这些医疗机构没有随时待命的创伤外科医生、介入放射科医生或血管外科医生，无法进行必要的紧急救治。对于需转移至更高级别医疗中心以进行最终处理的不稳定骨盆骨折、腹腔出血等情况，急诊医生可以为该患者熟练地置入超声引导（或无须超声引导进行，前文已经详述）的导引导管和血管腔内阻断装置（REBOA），既可用于暂时止血、复苏、维持血压，也可用于血液产品输注，然后转移患者，这将大大增加患者的救治成功率。这些操作可以由任何经过培训的急诊医生完成，且当创伤后大出血患者前往交通阻塞的农村医疗中心就诊时还有可能挽救生命。

目前，美国 FDA 已经批准在急诊室对存在躯干不可压迫性出血的患者使用 REBOA 进行治疗，推荐的产品是 ER-REBOA（Prytime）。而且在美国的急救体系中，急诊医生在 REBOA 的使用方面处于领先水平，这得益于 EVTM 理论在美国的顺利推行。

REBOA 正在逐渐成为 EVTM 理论体系中不可或缺的一环。早期有效止血、维持血压稳定，REBOA 的这些效果对于紧急的创伤患者而言，至关重要，这使其成为 EVTM 理论体系中，针对严重休克的、无法控制的失血患者的早期必要措施。由于其易于使用，在院前环境中也有很好的应用前景。经股动脉入路放置 REBOA 不仅可缩短插管时间，还可提高首次成功率，减少意外静脉插管的可能。

因此，在 EVTM 思维下，只要有可能，就应对患者建立股总动脉入路。这是 EVTM 的原则之一。盲法穿刺、超声引导穿刺和切开均可接受。如果需要，可以很容易地扩大通路，以便使用较大鞘管实施 REBOA 或血管造影。EVTM 在很多情况下有其优点。在某些情况下，可在腹部探查前放置收缩的球囊（dREBOA），必要时进行扩张。这可能对有腹部手术史的患者有用，其腹腔粘连使得及时探查变得困难。同样，大多数有经验的外科医生很容易在几分钟内到达出血肾脏，但对于粘连较重或病态肥胖患者而言，这恐怕很难。短时间内在主动脉中放置导管的风险相对较低。对于胸部损伤，你可以获得肱动脉或腋动脉入路。当你的同事通过开放手术进入时，PTA 球囊可用于大血管近端控制。同样，导丝放置的风险相对较低，可快速进行手术。在某些医疗中心，只要有可能，就会在目标器官的供血血管中放置一根导丝，稍后再决定是否使用该导丝。在某些情况下，这也可以同时完成，特别是在杂交手术室中工作时。

近期，美军中东战场的一名军医在其国内急诊医生的远程指导下，为一名战场伤员成功应用了 ER-REBOA 进行抢救，并获得成功。随着 pREBOA、iREBOA 等新技术和器械的相继应用，作为一种临时的复苏抢救措施，REBOA 在将创伤出血患者从社区医院转移至高级创伤中心的过程中发挥重要作用。

该技能在血管收缩的休克患者或心搏骤停的患者中更为重要。急诊医生使用 EVTM 理论时，可能将 REBOA 运用到其他的非手术医学领域，最明显的就是心搏骤停的救治。在心搏骤停等低血流量状态下，主动脉阻断后，能够有效地增加心脏和大脑的选择性灌注，使有限的血液实现再分配。在心搏骤停的低血流量状态期间，主动脉球囊阻断术重新分配了心输出量并增加流向心脏、大脑等关键器官的血流量。其中冠状动脉血流增加可提高自发性循环恢复的机会，而大脑血流的增加有助于在复苏期间维持神经系统保护。许多动物研究支持在非创伤性心搏骤停期间采用球囊阻断，而目前临床病例报道有限，正在开展前瞻性试验。

由于其在创伤救治领域和 EVTM 理论中的优异表现，尤其在不具备手术支持的小型医疗机构和战场中的应用，REBOA 成为创伤外科或急诊医生运用 EVTM 的关键部分。

第三节·EVTM 中必需的其他设施、器具及技术

"巧妇难为无米之炊"，EVTM 的实现，不仅仅基于医生的思维，更主要的是得益于具体的器械和技术。除前文已经描述过的 REBOA 外，还有许多支持手段，使 EVTM 得以应用于临床。

一、影像学辅助

1. 超声技术

EVTM 的理论技术（如 REBOA）一直都需要 DSA 透视检查来确认器械的正确使用和位置，但现在超声也开始在该领域发挥重要作用。超声具有便携、对血管敏感等优势，可以在床旁、院前、手术室、急诊室等各种环境对创伤患者进行评估，前文中已经具体表述了其在 REBOA 中的应用（通过造影剂使血管球囊扩张，超声可以轻松识别其在主动脉内的位置）。在腔内技术为主导的 EVTM 理论体系，超声在评估创伤患者病情方面发挥着不可替代的重要作用，这就是创伤重点超声评估（focused assessed sonography in trauma，FAST）。创伤外科医生经常遇到的情况是，无法将重症患者从创伤环境或急诊室运送至放射科进行 CT 等高级影像学检查，因此可在床旁使用的便携式诊断方法就显得异常宝贵。FAST 检查可有效识别创伤性休克患者中应该接受 EVTM 治疗的不可压迫性出血。随着 EVTM 技术（如 REBOA）在院前和战场环境中的应用，超声已成为确认器械是否正确放置最实用的成像方式。

虽然超声检查在腹部的使用已经得到普及，但创伤外科医生或急诊医生还需要具备能够使用超声检查胸部和血管损伤的能力，因为这很可能妨碍 EVTM 技术（如 REBOA）的应用。超声可以轻松地识别心包积液、血胸、肺挫伤或出血，并可用于评估胸主动脉和腹主动脉的可能损伤迹象。

同时，床旁超声能够使创伤外科医生成为建立血管通路的专家。大量的研究和实践已经证明，在其辅助下建立血管通路明显优于对静脉和动脉入路"盲穿"。超声可以用于股静脉、锁骨下静脉（锁骨下和锁骨上方入路）和颈内静脉等中心静脉通路的建立，同时也提高了股动脉和桡动脉穿刺的成功率。

目前，床旁超声应用已迅速融入美国各地的急救医学培训项目，要求所有学员都必须熟练掌握。超声的重要性远不止于 FAST。超声能够帮助诊断患者伤情，判断患者需要或无须进行 EVTM 体系治疗，获得 EVTM 所需的血管通路，并辅助确认 EVTM 操作中腔内器械的位置。其便携性使得该技术可以跟随医生在院前和战场等复杂环境中发挥巨大作用。

2. CT 血管造影

CT 血管造影（CTA）对严重创伤患者而言是非常有用的工具。虽然在 EVTM 流程中，REBOA 能够帮助患者稳定血压、控制出血，但即使是经验丰富的医生和杂交手术室团队，利用选择性血管造影等腔内技术来定位出血部位也非常耗时，尤其是在患者可能存在未知的多发损伤的情况下。全主动脉 CTA（包含头部、胸部、腹部、骨盆）为这类患者提供了巨大帮助，并在 EVTM 中起着关键作用。使用适当的检查方案（注射造影剂后，首先扫描头部，随后继续向下直至扫描骨盆，造影剂延迟约 100 秒），整个扫描过程仅需约 3 分钟（有许多不同方案）。在患者前往杂交手术室或传统手术室途中进行的"急诊 CTA"扫描可能会为治疗方案提供有价值的信息，应予以高度考虑。

在前往检查室或进行 CTA 检查时，救治团队成员可以同时为患者进行检查及治疗准备，如建立血管通路、补液、给予升压药等。在开展治疗的同时，也可以根据需要对患者进行 CT 复查，当然这需要团队主管决定，因为将患者转运至 CT 检查室和送回手术室会消耗宝贵的救治时间，可能会错失 EVTM 急救流程中的关键点。新一代的 CT 机器检查过程非常快，可以放在急诊室或杂交手术室的手术台附近，这种"轨道 CT"是一项正在迅速推广的新技术，有些已经具备了标准现代 CT 的成像质量。

二、杂交手术室

1. 杂交手术室的作用

EVTM 救治理论中，杂交手术室（hybrid operating suite）是治疗创伤后出血患者的理想场所。它不仅仅包括一张适合进行 DSA 透视的手术台，而是一间经过深度改造的手术室，充分结合传统开放手术和先进血管腔内手术，利用高级的技术和器具治疗创伤后出血患者。杂交手术室和复合"思维模式"治疗策略的使用，成为 EVTM 概念的重要组成部分。

具备 DSA 血管造影条件的手术室能够允许治疗团队在不改变患者位置或不延迟治疗进程的情况下同时实施多个手术（图 6-1），如剖腹手术和经四肢外周血管的腔内操作（可以进行造影诊断，也能够进行球囊扩张、阻断、支架等治疗）。为了能够快速、有效地对患者进行救治，杂交手术室内需配备有腔内手术和开放手术可能需要的所有设备和器械；在手术室附近的休息等待区，有经验丰富的工作人员轮流"24/7"（每周 7 天、24 小时）

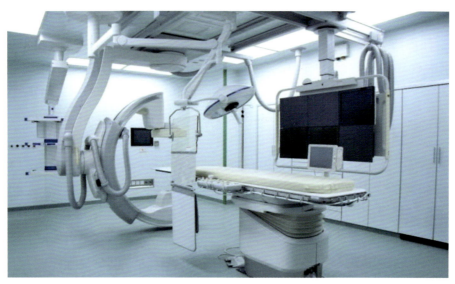

图 6-1 · 杂交手术室

随时待命,甚至手术准备区应该紧挨着急诊创伤处置区,以便实现 EVTM 一站式救治。遗憾的是,虽然杂交手术室在国外创伤中心已经得到普及,血管外科医生的腔内技术不断进步使得杂交手术室的实用性明显增加,但时至今日,很少有国内的创伤中心具备这种救治设施。

理想的杂交手术室应该至少具备的功能包括:全身麻醉、复苏;经食管超声(TEE);REBOA,动脉和静脉球囊阻断术;骨盆填塞;体外循环,连续肾脏替代疗法,ECMO;剖腹探查术,胸廓切开术等;肋骨固定;放置大血管的覆膜支架;食管胃十二指肠镜检查/PEG/气管切开术;骨折外固定/内固定;截肢;肢体血运重建/分流/血管修复,血管造影;血管栓塞;膀胱造影;头部 CT 等。

2. 杂交手术室的构成

根据 EVTM 理论,对于不稳定的严重创伤患者的治疗,最好具备完善的杂交手术室。杂交手术室不仅是一个场所,更是一个由人员、设备、器具组成的救治单元,其实用性高度依赖于所在的医疗中心和环境。其中配备的器具主要依据医疗团队人员的技术和中心的救治范围来确定。因此,在构建杂交手术室时,医疗团队需要了解什么技术是其救治中最需要的,哪一类人员是本救治团队所需的,根据自身实际来构建属于自己、适合自己的杂交手术室。

(1)杂交手术室设备。常见的杂交手术室通常可以使用多种影像学辅助成像系统,各具优势和特点,且都具有优异的成像质量。瑞典厄勒布鲁急救中心的杂交手术室由 Philips 公司负责制造,广泛用于杂交外科手术,但目前不适用于在创伤现场和运送途中已经出现生命体征不稳定的患者。东芝和其他一些公司也有类似系统。西门子公司的 Artis Zeego

（RA cowley shock trauma，Baltimore）系统结合了高分辨率血管造影和CT透视功能。这一创造性的操作系统能够允许术者在手术台上获取患者的CT扫描影像。这种"CT"检查的灵敏度虽然不如64层或更精细的螺旋CT，但能够为术者提供优质的三维视图来补充二维的血管造影。这一点在创伤患者的救治中具有显著的优势，在手术室内进行"CT"成像，避免了正常进行CT扫描所需要的移动患者、延误治疗和额外的造影剂注射等。此外，其可帮助识别相关损伤，如发现患者存在可能明显改变治疗策略的颅内出血等情况。简单的设备（单纯用于平片成像的X线机或识别骨折的C臂机）在杂交手术室也会非常实用。另外，监测仪器、灯光、麻醉机以及开放手术和血管腔内手术所需的设备（固定架、高压注射器、输液架等）对于救治工作也至关重要。

此外，合格的杂交手术室还应提供其他辅助仪器，如双功超声、血管腔内超声（IVUS）（图6-2）、经食管超声（图6-3）、胃肠镜（图6-4）等，以备在需要时进行辅助，避免临时寻找设备而延误关键治疗时机。值得一提的是，在患者出现生命体征明显恶化、心肺等重要器官功能衰竭等救治困难情况时，如果能够立即使用体外循环机/人工心肺机（extracorporeal circulation）（图6-5）、体外膜氧合（extracorporeal membrane oxygenation，ECMO）（图6-6）或不同模式的连续肾脏替代治疗（continuous renal replacement therapy，CRRT）（图6-7）等设备进行抢救，将大大提高治疗成功率，对于患者是最理想的情况。但是，由于目前国内外经验有限，上述高级支持设备在杂交手术室的使用次数不多，且缺乏长期使用经验，这些设备在杂交手术室的全部使用潜力仍有待研究。

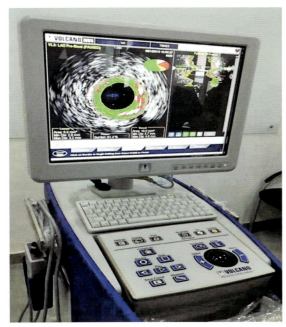

图6-2 · 血管腔内超声

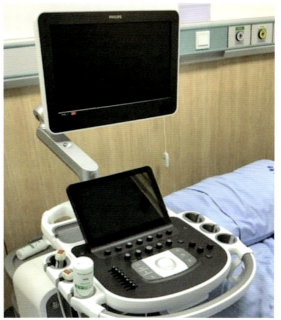

图6-3 · 经食管超声

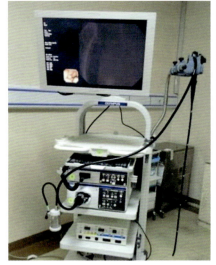

图 6-4 · 胃肠镜

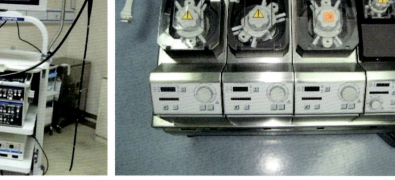

图 6-5 · 体外循环机

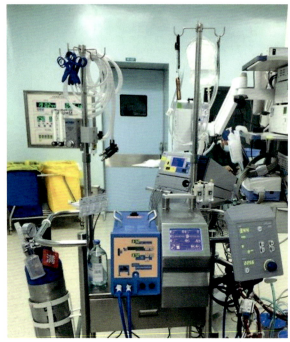

图 6-6 · ECMO

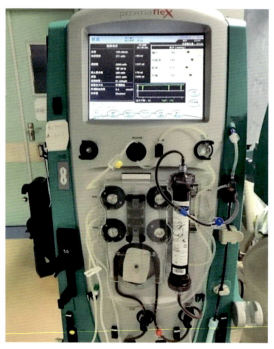

图 6-7 · CRRT

综上可知，杂交手术室的设备成本很高。2016 年美国创伤中心统计显示，杂交手术室的设备价值总共为 300 万～900 万美元，而 DSA 透视设备仅为 150 万～500 万美元。

（2）杂交手术室的设计布局和使用。建立杂交手术室的另一个主要挑战是手术室的设计。手术室布局的时候，应认真考虑血管造影所需 C 臂机的位置、移动范围，以及其与灯光、监测仪器和麻醉设备的关系（避免在移动 C 臂机时，与其他设备发生碰撞，造成仪器或患者损伤），以最大限度地提高其灵活性。影响杂交手术室利用率的一个主要因素就是其所在的位置。最理想的情况是，将杂交手术室建于传统手术室的创伤区附近和（或）急诊室旁边。

规划杂交手术室布局时，应确保其设计适用于各类紧急情况，除了常用的 C 臂机，从门、呼吸机、臂架、超声和监测仪器的位置和大小，到常规外科器械和内窥镜等设备的存放均需仔细考虑。其摆放需固定且合理，团队内所有人员均必须知道各类设备的操作方法和位置，包括血液制品、治疗液体、急救药物、检验仪器等，方便随时取用。这对于在紧张的创伤抢救情况下保持救治单元的良好功能至关重要。

杂交手术室建立好之后，在使用过程中可能会出现一些困难和疑虑：杂交手术室应作为急诊患者的备用手术室用于急诊手术还是用于择期患者的选择性择期手术？在医院正常下班时间，谁应该在那里待命工作？是否需要为杂交手术室配备专门的急救医疗团队（包括创伤外科医生、血管外科医生、麻醉医生、介入放射学医生、护理团队等）？这些问题都需要其所在医疗中心根据自身条件和能力进行规定。本中心的经验和建议是，国内大型医疗中心的医护人员相对不足，尤其是具备丰富急救经验的团队，无法实现始终空闲的杂交手术室和专业急救团队。但是，在条件允许的情况下，应该始终保证具备 EVTM 理论的杂交手术室由专业团队轮值，平时可以各自工作，在必要时，可以快速集结形成救治力量。

（3）杂交手术室器具。如前所述，对于严重的创伤患者以及血流动力学不稳定的患者，杂交手术室是其得到救治的最佳场所。想要充分发挥杂交手术室的作用，配套的器具必不可少。REBOA 的腔内操作套装在前文已经详述。腔内操作的其他器具，如血管造影、治疗等套件；开放手术所需的器械包；检查、治疗所需的输液器、延长管、试管等，均应该根据团队日常实际需求和自身条件进行准备。完善的器具准备将允许团队在不改变患者位置或不延迟治疗的情况下几乎同时实施多个手术，如剖腹探查手术和经外周血管造影等。杂交手术室内器具的完善准备，在创伤和出血患者的救治中已得到证明，也是践行 EVTM 的重要环节。

另外，在不具备杂交手术室的医疗中心，EVTM 的概念也可以应用于传统手术室环境，即形成临时的"杂交手术室"。C 臂机和滑动血管造影台是十分重要的设备，所有创伤患者都应该放在具备血管造影设备的手术台上。此时，具备基本功能的血管腔内治疗器具应该被存放在手术室或手推车上，根据需要带到多个位置（手术中出现难以控制的医源性出血，也需要 REBOA 进行 EVTM 救治）。

可移动的器械套件可以包括但不限于以下物品：穿刺套件（多个）——18 G 针和微穿刺套件；5～7 Fr 鞘管，11～24 Fr 鞘管（取决于需求，如 TEVAR）；软导丝（如 Terumo）：短款和长款；硬导丝（如 Lundeqvist、Amplatz、Back-up Meier）；造影剂，10～20 mL 注射器、无菌生理盐水；救命球囊/其他 REBOA 球囊；猪尾导管等。

（4）杂交手术室人员。杂交手术室必须配备合适的人员，才能充分发挥其巨大价值。手术室内的设备、EVTM 理论和使用的技术对于传统的医生和护士而言是全新的，必须进行相关的培训。杂交手术室的工作人员需熟悉创伤外科及腔内设备的获取、准备和使用，并且必须要有合格的放射技师帮助提供对决策和治疗至关重要的图像处理。同时保持警惕，注意辐射安全。必要的工作人员需随时在场，且根据患者情况的急迫性，掌握腔内技术的血管外科医生必须随时待命或能够尽快到达现场并展开工作。如果救治团队中的重要人员不在位，需要等待 1～2 小时甚至从家里赶来，显然不适合极端情况下的创伤患者。

此外，必须确保杂交手术室的救治团队主管人员熟悉止血等手术技术并在创伤患者的处理方面积累了丰富的经验。在大多数医疗机构中，腔内操作由血管外科医生进行，但不同机构差异很大（有些机构是由介入科或放射科进行操作）。这些操作者必须能够熟练使用导管、导丝、球囊、弹簧圈和支架等器械，同时对多外伤患者的动态性质（尤其是严重创伤出血患者）足够了解，在这一点上，血管外科医生占据明显优势。另外，团队的创伤外科医生必须了解血管栓塞技术，至少在需要的时候能够想到这项操作并寻求有经验成员的帮助。调查显示，具备杂交手术室的救治团队正在进行越来越多的血管腔内手术，手术台上的血管造影和 REBOA 均在其实践范围内。

第四节 · 非主动脉部位球囊阻断术和 EVTM

目前 REBOA 已经成为 EVTM 应用的热门，随着 EVTM 和 REBOA 的不断发展，根据临床遇到的实际问题，专家随即提出了"动脉球囊阻断"（aortic balloon occlusion，ABO）的概念，即非主动脉部位的球囊阻断术。ABO 不是一个具体的操作，而是一系列技术，其应用更加灵活多变，恰当地反映了血管腔内球囊阻断术在非主动脉水平用于控制各解剖部位出血的潜力，尤其是患者的情况只能允许有限的探查和暴露时。严格来说，ABO 也不是很准确，因为球囊阻断也可以有效地用于腔静脉等较大的静脉结构，以便于控制出血。无论在哪根血管、什么位置使用球囊阻断术，其基本受益都是很直接的：球囊阻断可通过阻断近端和（或）远端血流量来控制出血，直至救治团队提供并实施最终的解决方案。非主动脉部位球囊阻断术最常见的应用场景是针对能够明确排除合并主动脉损伤的重要分支损伤，即颈动脉、锁骨下动脉甚至内脏动脉等。简而言之，就是在分支动脉损伤的近端（阻断部位在分支动脉开口的远端，而非主动脉）进行球囊阻断。和 REBOA 一样，非主动脉部位球囊阻断术只是暂时的复苏措施，而且要考虑阻断部位远端缺血的问题。

非主动脉部位球囊阻断术在操作之前，必须明确损伤出血的具体位置，这就需要建立在患者已经接受了一定检查的基础上，而不能像 REBOA 那样"盲穿"。CTA 在该技术中十分重要。CTA 具有高保真性，使用程序性血管造影剂来分辨动脉、静脉及其他组织，在动脉期和晚期（静脉）阶段使用静脉造影剂，可以清晰地检测动脉和静脉的结构性损伤，是一种非常合适的检查选择。CTA 除了能够辨识血管，也可以排除创伤可能合并的气胸或血胸。而且 CTA 成像不仅可以识别血管的损伤、判断有无活动性出血（无外渗），还可测量损伤近端的动脉尺寸，以确定最佳的球囊和（或）覆膜支架的尺寸。应该注意的是，对创伤患者进行 CTA 扫描时，应至少包括整个头颈部和胸部，特别是枪伤和"非流血伤口"：子弹在伤者体内的走行不规则，很可能造成多发脏器、组织损伤，这类伤口的出血很可能内向流动，或者血管损伤很小，被早期形成的血栓或周围组织覆盖，而暂时止血，但后期血栓再溶或组织移位会造成严重的后果。

例如，一个右侧锁骨上方贯穿伤的患者至急诊就诊，其意识清楚，生命体征目前尚平稳。在救护车上，医护人员用纱布简单地加压包扎了伤口，急诊外科医生打开包扎的伤口，未发现伤口存在持续、搏动性出血。但是，急诊外科的经验提示：外部不出血不代表安全！大部分医生应该具备处理该部位伤口出血的经验，伤口不出血时，处理起来需要更加丰富的经验，更具挑战性，因为要考虑到深部大血管损伤后内向出血或早期迅速血栓化、被周围组织覆盖而暂时止血的可能。此时要密切关注患者的生命体征变化，随时应用 ATLS 理论来挽救患者生命。如果患者情况稳定，那么非常幸运，急诊外科医生有了相对充裕的时间来评估病情，包括受伤机制、是否合并其他伤口、主要脏器（心脏、脑）的供血情况、实验室检查的结果，以及影像学检查（CTA 等）。另外，要随时与团队中的麻醉医生保持沟通，讨论气管插管的需要和时机。

前文已述，此类患者应该进行整个头颈部及胸部的 CTA 检查，虽然伤口位于颈部，但不排除致伤因素（枪伤、刀伤等）对机体内部高于或低于伤口的重要结构造成损伤。需要注意的是，将患者送至 CT 检查室时，应小心谨慎，避免过度移动患者引起大出血，并随时做好患者突发休克失代偿的复苏治疗准备。此时，如果急诊室中备有 CT 机，将大大降低上述情况造成的风险，这也是我们倡导在急诊处置室和急诊手术室配备 CT 机的原因（患者一旦出现情况恶化，可以立即终止 CT 检查，转而进行手术治疗）。该患者很可能伤及头臂干动脉。如果 CTA 确诊了上述损伤，需要尽快手术治疗。此时如果进行开放手术，很可能需要正中开胸入路，而患者合并多处创伤，开胸手术很可能造成手术路径的大出血，即便术者经验丰富，止血效果良好，仍旧可能需要大量输血。此时，根据 EVTM 理念和原则，使用涂覆聚四氟乙烯、涤纶、聚酯等特殊膜性材料的覆膜支架进行腔内治疗可能会明显获益（图 6-8）。但是，该术式需要先将导丝穿过血管损伤区域，这可能会破坏损

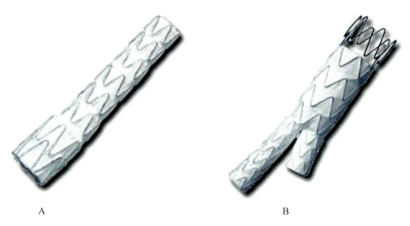

图 6-8 · 不同类型的覆膜支架
A. 直管型覆膜支架；B. 分支型覆膜支架

伤血管附近刚形成的血凝块造成再次出血，甚至在尝试穿过损伤区域时加重动脉本身的损伤。因此，无论选择开放或血管腔内手术，术前进行损伤血管近端控制对于降低术中显著出血或死亡的风险都是理想的。由此可见，动脉球囊阻断术（ABO）确实有助于实现这一目标。

术者应该考虑在患者移动至 CT 室或手术室前建立股动脉通路并留置导丝，甚至在移动过程中，有经验的血管外科医生亦可以建立血管通路。前文已经充分论述了早期建立血管通路的好处和必要性（患者休克失代偿后，血管条件差，建立通路难度明显增加；不必纠结于早期通路的口径大小，当患者进入失代偿后，即使是迅速扩大小口径通路，也比重新建立通路更容易）。一旦确定进行腔内手术，应在第一时间通知相关人员，包括麻醉、护士、手术室及器械平台等待命，并按照前文所述，准备包含术中所需的必要器械和耗材在内的救治器械单元包。在治疗中和治疗后同样应该牢记的是，与 REBOA 一样，非主动脉部位球囊阻断术也只是最终治疗的过渡手段。

在这个头臂干动脉损伤病例中，股总动脉入路为术者提供了导丝进入主动脉弓的通道。然后根据需要使用各种不同的导引导管或长鞘管配合，小心地将导丝穿过血管损伤区域。上述操作由经验丰富的血管外科医生执行，导丝进入血管并穿过损伤区域仅需要约 1 分钟的时间，能够极大地缩短手术时间。在导丝穿过损伤区域后，只需选择正确的球囊长度和直径来覆盖动脉损伤部位或损伤近端，进而止血。

患者在急诊入院时，已经进行了 CTA 检查，术者只需要利用几秒钟来测量一下动脉损伤区近远端的动脉直径，便知道术中所需的球囊和支架尺寸。如果患者术前未进行 CTA 等影像学检查来评估血管尺寸，术者必须依赖术中造影或既往经验来评估需要阻断的血管直径。由于分支动脉（非主动脉）尺寸相对较小、变异较多、容易痉挛，因此其操作难度大于 REBOA，必要时，请求教上级医生。这条通路通常用于择期的颈动脉手术，因此根据其以往的临床工作实践，每个经验丰富的血管外科医生心中都有其特定的目标血管尺寸范围，在术中通常都有一个合理的起始尝试范围。根据头臂干动脉的既往手术经验可知，其男性正常直径为 8～12 mm，而女性正常直径常较小（取决于年龄）。

根据上述方法，可以得到头臂干的直径，那么球囊的长度应该是多少呢？应该先从使用较短的球囊开始，因为在治疗的早期，只需阻断损伤近端血供，而并不需要球囊的长度延伸至整个血供损伤区域。较长的球囊（40～60 mm）可能在常规腔内手术中表现很好，但在血管损伤的腔内手术中，由于可操作空间有限，可能很难施展，尤其是术前影像学显示不太清晰的情况下。接下来，术中应该使用哪种类型的球囊呢？选择顺应性还是非顺应性呢？哪个品牌和设计？需要特殊涂层吗？切记，在创伤和紧急出血控制的情况下，一切操作要保持有效、快速、简单。最好是使用手术室中最常见的经皮腔内血管成形术（PTA）球囊，按照上述所需尺寸进行选择。急诊手术中，不需要任何花哨的东西，以治疗方法有效为原则，千万不要被大量的选择所困扰，因此，最好的还是预先准备器械单元包。

一旦将球囊置入头臂干动脉的起始部位，即可有效地控制住主要动脉损伤出血，为进一步开放或腔内手术做好准备。在阻断操作中，应有意识地避免球囊尺寸过大或过度扩张，避免可能导致的血管进一步损伤。球囊的扩张和回缩都应缓慢进行，并尽量"感知"靶血管的情况，当球囊扩张接触血管壁的时候，能够感觉到动脉壁的阻力，此时应停止扩张。在非主动脉部位的分支动脉中，通常 4～6 mmHg 的球囊压力即可使大多数球囊完全阻断动脉腔。如果经验不足，可以使用注射器进行手动扩张球囊，这样能够更好地"感知"动脉阻力。

可以想象，球囊阻断术的基本原理适用于血管的各个位置，这是任何有该操作能力的外科医生的潜在"创伤工具包"中的关键工具。但是，应该时刻牢记的是，虽然球囊阻断确实为进一步救治赢得了时间，能让医生和患者都喘口气，可以根据需要开展复苏救治，但是，由于阻断本身的特殊性，其远端处于极端缺血的状态。外科医生应该迅速采取行动，计划下一步救治。在修复受伤血管前可能需要处理哪些其他损伤？是否还有其他需要止血的部位？选择什么类型的修复？开放性还是腔内？在球囊阻断任何血管后，救治团队应该有目的地继续操作。

任何阻断都会导致其下游缺血。在某些部位，侧支循环的血流是强劲和充足的，这可能不是一个大问题。但是在某些部位，如颈动脉或各种内脏末端动脉（肾、肝、肠系膜），一旦开始阻断，医生就已经开始与时间赛跑，以尽快地恢复远端灌注。这也正是长球囊在这类操作中的问题之一。例如，在我们前面描述的头臂干动脉损伤患者中，覆盖头臂干损伤部位的球囊如果长度较大，其同时也可能覆盖了右颈动脉（或至少阻碍该血管内的血流）。大多数脑血管正常的患者（对侧颈动脉及椎动脉血供且大脑 Willis 环正常）能够很好地耐受这种情况，且在紧急情况下这是必需的；但当患者存在脑供血不足或脑梗死高危因素时，应予以认真考虑。

非主动脉部位的球囊阻断除了用在头臂干动脉，其他血管同样适用，包括髂动脉、内脏动脉、重要的实体器官、外周血管损伤等，尤其是开放手术暴露困难或危险较大的情况下。例如，对于有过多次剖腹手术史的创伤患者，直接进行开放手术控制出血通常非常耗时和费力（大量的腹腔粘连会给外科医生造成极大困扰）。在这类患者的处理中，EVTM和非主动脉部位球囊阻断术同样能够发挥巨大作用。因此，损伤部位近端的球囊阻断通常是一种非常有用的工具，可以用于处理血管损伤、内脏损伤等。虽然它不是适用于所有情况的完美工具，但肯定会对特定患者产生巨大影响。

第五节·用于颈部和躯干大血管的覆膜支架

一、覆膜支架应用的适应情况

根据前文描述的方法，如果术者能将导丝有效地穿过血管损伤区域，并在后续治疗中展开覆膜支架来修复受损的血管，这就是对患者的"最终"解决方案了吗？抑或只是损伤控制？腔内修复的远期效果是否能够满意？在应用EVTM理论进行创伤救治时，急诊外科医生应该时刻反躬自省，保持警惕。例如，对于20岁的创伤患者，用覆膜支架腔内修复受伤血管，其远期通畅情况必须考虑在内；自体静脉置换能否获得更长时期的通畅？

随着血管腔内技术的不断进步，其越来越多地应用于动脉疾病和创伤领域的治疗。最近的文献和研究表明，这些能力（包括使用覆膜支架）已成为血管损伤患者的现代急救中不可或缺的组成部分。根据已经取得的经验和成就，可以进一步发展综合EVTM概念，这意味着在创伤救治领域，血管腔内治疗可以辅助或逐步替代开放手术。本章将讨论主动脉及其主要分支：头臂干动脉、颈动脉、锁骨下动脉、内脏动脉和髂动脉覆膜支架利用的基本原理，旨在强调将血管腔内覆膜支架的应用成功整合到EVTM理论、基本原理和技巧中。通过讨论血管损伤的急性和亚急性处理，聚焦解决紧急问题的权宜之计。

在人体中，几乎所有经过命名的主要血管，基本都可以容纳覆膜支架。择期手术中，腔内技术的发展为其在创伤领域中的应用提供了机会，但是术者必须考虑腔内治疗方法在创伤的特定情况下是不是可行以及是不是最佳选择。

EVTM理论是一项整体概念，并非只有腔内技术，即便技术允许，可以使用覆膜支架，并不意味着在每种情况下都应使用。

在EVTM理论中，想确定覆膜支架的治疗方案对特定损伤或患者的适用性，必须回答几个关键问题：是否可以通过具有相同治疗结果的其他血管腔内方式治疗损伤？使用覆膜支架是否会阻断关键动脉分支或损害其所需的侧支循环？放置在特定部位的覆膜支架，其早期闭塞的可能性是否很高？特定部位的栓塞风险是否偏高？是否有更好、更方便且相关潜在并发症更少的开放手术解决方案？如果这些问题的答案为"是"，则术者应充分考虑覆膜支架可能并非解决当前问题的最理想方案。

另外，还必须考虑是否具备应用血管腔内方法的安全性以及 EVTM 方法所需的专业知识和设备。腔内手术需要整个救治团队的积极配合，才能发挥其治疗作用。人们常常低估了为更好地应用 EVTM 理论，以实现其最佳救治效果，而集合相关专家、影像学检查和器械、设备所需的时间。对于生命体征稳定的患者，可以耐受拖延一段时间；但对于急诊的重症患者，等待器械、检查或专家到达床旁所延误的时间，可能会导致严重的不良后果甚至死亡。

另外，对于主动脉直径较小的年轻患者，如果使用主要针对老年患者动脉退行性疾病的覆膜支架，可能由于尺寸过大而导致覆膜支架折叠或塌陷，从而使患者的病情变得更加复杂，因此术前必须仔细考虑覆膜支架对于年轻患者是不是良好的解决方案，充分评估主动脉的弹性和可能发生的尺寸改变。如果将覆膜支架作为这个救治过程的过渡手段，后期取出覆膜支架同样会是一个困扰医生和患者的问题。

综上所述，对于适当的患者，EVTM 和覆膜支架可能有助于改善血管损伤后的救治结局。但是，虽然使用血管腔内方法治疗创伤患者可能比开放手术更安全、快速和有效，其仍存在重要挑战。无论是单独使用血管腔内方法进行治疗还是与开放手术杂交使用，最佳的解决方案必须依据个人情况而决定。

二、具体应用部位

1. 胸主动脉

从许多方面来看，钝性胸主动脉损伤（blunt thoracic aortic injury，BTAI）的血管腔内治疗是 EVTM 理论中，覆膜支架在创伤领域应用的最适合情况。在 EVTM 和腔内技术出现之前，BTAI 的手术治疗需要开胸进行，除了一个很大的胸部正中切口，内部的损伤以及体外循环和可能需要进行的心脏搭桥等都对患者造成巨大打击。从 21 世纪的第一个十年开始，胸主动脉腔内修复（TEVAR）开始逐渐地改变了这些损伤（BTAI）的治疗理念和方法。目前大量数据支持 TEVAR 作为大多数情况下 BTAI 的急救标准，尤其是当患者损伤后主动脉的破裂风险超过腔内手术风险时，应立即进行 TEVAR（图 6-9）。

目前，急诊 TEVAR 最常用于胸主动脉的假性动脉瘤和破裂，患者的生命体征和损伤严重程度决定了手术所需的时间。现有研究和经验都支持在围手术期进行血压控制来尽量降低受伤主动脉的压力，而后对无即将破裂风险的患者进行延迟修复（>24 小时）。

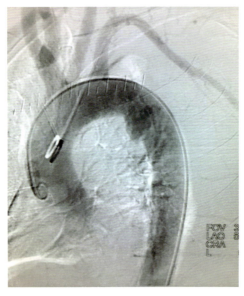 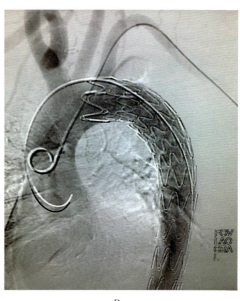

图 6-9 · 创伤性胸主动脉夹层患者的腔内治疗
A. 降主动脉创伤性主动脉夹层；B. 覆膜支架完全隔绝夹层裂口

TEVAR 技术在胸主动脉瘤或主动脉夹层的治疗应用已经非常成熟，但在胸主动脉创伤领域，有几个重要问题值得研究和讨论。首先是导丝、导管等腔内器械进入血管和置入覆膜支架时进行抗凝治疗的问题。尤其是，TEVAR 操作所需的较大直径鞘管和支架输送系统本身，意味着动脉通路一侧下肢动脉流出道阻塞，进而血栓形成的风险显著提高，特别是在低血容量和创伤后高凝状态的患者中。因此，如果在创伤患者中使用大鞘管和腔内器械，可能会出现严重的血栓栓塞问题。在择期手术的情况下，当然可以通过常规使用全身肝素化来降低上述风险，但是该方法不适用于出血患者。然而对于 BTAI 的创伤患者，其不仅存在胸部创伤这一全身抗凝的禁忌证，且经常合并创伤性脑损伤（traumatic brain injury，TBI）和重要的实体脏器损伤，这些禁忌证通常是创伤患者的常态而非特殊情况，应在救治过程和整个团队的治疗计划中充分考虑这一情况。如果由于伤情发展，必须对存在这些禁忌证的患者紧急进行 TEVAR，则应在无抗凝的情况下进行该手术并承受远端肢体缺血所带来的一系列风险。在这些情况下，明智的做法是在放置支架后对患者进行完整的血管造影或超声检查以评估股动脉的通畅性。如果怀疑血栓形成，可在手术结束时根据需要完成股动脉切开取栓术。应该注意的是，如果动脉通路的建立是经皮穿刺，插入血管的大口径器械通常会允许少量血液向远端流动，而切开后建立的股动脉入路通常需要血管吊带控制穿刺点的近端和远端（或鞘管周围）动脉以避免操作时渗血过多，在这种情况下，患者的远端血供可能会完全阻塞。

对于无须紧急修复的 BTAI 患者，则建议延迟手术，直到 TBI 或其他创伤相关的继发性出血风险过去。延迟 48 小时可显著降低 TEVAR 所需的短暂全身肝素化带来的风险，并且可以促进安全的 BTAI 修复，同时能够显著降低血栓栓塞相关事件的风险。

创伤患者进行 TEVAR 治疗的另一个常见问题是，术中可能需要覆盖左锁骨下动脉（LSCA）以获得足够的锚定区。根据目前各大创伤中心的腔内治疗经验可知，多达 40% 的需要 TEVAR 的胸主动脉创伤患者需要这样"牺牲"左锁骨下动脉。值得庆幸的是，单纯的创伤患者能够很好地耐受 LSCA 覆盖。如有必要，甚至可以在出现相关缺血症状后，延迟进行颈动脉-锁骨下动脉旁路术。另外，CTA 图像可以用于观察左椎动脉的相对大小和 Willis 环的解剖结构。术者可以仔细分析评估患者术前的 CTA 影像，判断其 LSCA 覆盖后可能出现窃血综合征的可能性。当左椎动脉占优势或 Willis 环异常时，可能预示着术中需要提高警惕，甚至进行早期颈动脉-锁骨下动脉旁路术。根据术前评估、术中情况和术后恢复来评估旁路手术的必要性，可以作为系列手术的第一步，在 TEVAR 之前进行旁路术，但显然不是急诊手术。

关于覆盖 LSCA 的另一个问题是术后脊髓缺血导致截瘫风险的增加。现在普遍的观点认为，在 TEVAR 之前进行颈动脉-锁骨下动脉旁路术可有效降低择期手术病例的截瘫风险。这主要与主动脉的长段覆盖有关（超过 15～20 cm）。但在术前未进行旁路手术以保证 LSCA 通畅，而直接进行 TEVAR 的紧急情况下，如果出现术后早期或延迟性脊髓缺血而截瘫，此时应立即适当提高血压并积极采取脑脊液引流减压治疗，以降低脑脊液压力，增加脊髓血流灌注。随着血管腔内技术的不断进步，包括体外开窗、原位开窗、烟囱技术、分支支架等治疗复杂胸主动脉疾病的技术在创伤领域得到普遍应用，LSCA 覆盖会很快成为过时的问题。而且，由于脑脊液穿刺时脊髓损伤和血肿的风险，其在创伤和低凝患者中也可能存在相关问题。术中尽量保留 LSCA 为越来越多的血管外科医生所承认。

作为择期手术中治疗累及主动脉弓部动脉瘤的关键技术，平行支架技术已经广泛地应用于术中锁骨下动脉和颈动脉的保留，且作为不具备现有定制分支支架时的急诊主动脉修复的腔内工具，有其独特的价值。这一方法也可用于腔内修复损伤主动脉需要覆盖多个节段时，保留其他分支。目前，国产的单分支支架（Castor 支架）已经上市，在患者条件允许的情况下，可以很好地完成损伤动脉腔内修复和锁骨下动脉保留。

但急诊情况下，通过复杂的手术方式来尝试重建 LSCA 时要考虑的关键问题仍是手术所需时间。对于许多 BTAI 的创伤患者而言，可以很好地耐受术中 LSCA 的覆盖而快速行 TEVAR 手术，这样就能够将后续急救的重点快速转变为更紧迫的其他相关损伤，从而改善治疗结果。

无论多复杂，腔内治疗对于 BTAI 的患者而言都是必要的。术前应仔细研究患者 CTA 的 3 个关键因素，这些因素对于 BTAI 患者成功进行 TEVAR 非常重要：① 损伤近端主动脉"锚定区"的长度；② 损伤近端和远端"锚定区"主动脉的真实直径；③ 患者血管通路（股动脉和髂动脉）的直径和曲折度。对于胸主动脉损伤腔内修复的患者，通常覆膜支架近端锚定区的长度应 >15 mm，为了充分贴合血管壁减少内漏和增加锚定力，覆膜支架直径应超出血管直径 15%～20%。

综上所述，EVTM 的意义在于综合考虑：不要忽略开放手术，但是应考虑腔内方法对于患者是否能够获益。如果患者存在胸降主动脉损伤出血（锐性伤或钝性伤），可运用 EVTM 理论采用 REBOA（参见相关章节）和覆膜支架技术治疗，即通过股动脉入路插入主动脉阻断球囊以控制出血、稳定血流动力学状况，并使用对侧股动脉入路放置覆膜支架修复损伤主动脉。术者可能需要第三条通路来进行术中血管造影，可通过穿刺肱动脉来实现。在超硬导丝的帮助下放置覆膜支架时，要注意将 C 臂调至正确的角度，以观察主动脉弓的形态和其分支情况，并在术后评估支架是否到位、是否存在严重的内漏（与严重的动脉损伤出血相比，少量的 II 型内漏往往可以接受）、分支动脉的通畅情况（大部分患者能够耐受 LSCA 的覆盖）等。

2. 锁骨下动脉

锁骨下动脉损伤是腔内覆膜支架应用的另一个适应证。该动脉走行涉及腋窝区域，包含许多血管、神经等重要的解剖结构，而且这些血管神经的关系十分密切，进行开放手术的难度较大，特别是在创伤情况下血管和软组织遭到破坏，将进一步增加手术解剖难度。锁骨下动脉损伤通常是贯通伤或猛烈拉伸 / 牵引伤害所导致，由于其损伤位置可能很深，早期控制出血具有挑战性，特别是在肥胖和短颈的患者中。在这种情况下，运用 EVTM 理论使用覆膜支架进行修复的优势就凸显出来。在该位置使用覆膜支架对于避免在初始干预时对臂丛神经或淋巴引流通路造成额外损伤有显著益处。

锁骨下动脉损伤的同时可能合并头臂干动脉甚至升主动脉的损伤，在这些区域使用覆膜支架和 EVTM 理论同样可以使患者获益。尤其是开放手术在这些区域进行修复动脉损伤的操作通常需要体外循环等支持，使用血管腔内操作可以通过其最终（覆膜支架）或临时损伤控制（REBOA）等解决方案来提高急诊救治的效果。目前，越来越多关于使用血管腔内覆膜支架治疗上述区域的医源性损伤的病例报道显示了其在这方面救治领域的巨大潜力。

在通常情况下，单纯的肱动脉入路就可以放置覆膜支架，完成锁骨下动脉的腔内修复治疗。但在创伤严重的情况下，术者需要花费一些时间进行其他操作来完成手术治疗，特别是使用肱动脉和股动脉上下双通路建立牵张导丝的方法可能对手术成功至关重要。

3. 颈动脉

覆膜支架在颈动脉损伤情况下也可以达到很好的治疗效果，创伤中最常见的是颈动脉近端或远端部位的损伤。与腋窝区域的锁骨下动脉损伤一样，患者颈动脉在遭受严重创伤的情况下，开放手术的难度将明显增大，在创伤区域进行解剖显露变得十分危险，同时存在加重并扩大感染范围的风险。另外，腔内治疗对于亚急性病例和存在既往颈部手术史或颈部放射治疗病史的患者而言（由于既往手术和放射治疗使颈动脉周围组织严重粘连），同样具有极其重要的价值。与其他部位的血管创伤腔内治疗一样，在处理此处损伤时使用抗凝治疗也是需要仔细考虑的问题。如果无法在颈动脉的腔内治疗中应用全身抗凝，卒中的风险将大大增加。该部位的择期手术治疗中（颈动脉狭窄等）发挥巨大作用的远端脑保护装置，在创伤治疗中的常规应用尚未明确。

但是，仍旧有相当一部分医生认为，开放手术修复适用于大多数颈动脉损伤，同时可以清除血肿并探查其他潜在的损伤情况。根据患者的伤情或术中情况，术者可能需要控制近端颈动脉以实现出血控制，这在大部分情况下是安全的。一般而言，如果可以进行压迫止血，则能够完成开放手术。但是，在颈动脉近端和靠近颅底的远端损伤，很难控制，在这些情况下，通过股动脉入路的 PTA 球囊可能有所帮助，同时也可以通过这条通路进行血管造影。血管腔内方案在处理这些难以控制的部位遭受创伤时，具有明显优势。

4. 腹主动脉

据目前统计，腹主动脉损伤非常罕见。并且，大部分腹主动脉直接损伤的患者伴有严重出血，通常会当场死亡。因此，在该位置使用覆膜支架治疗创伤的经验非常少，但在经过适当选择后的创伤患者中使用覆膜支架进行治疗具有一定的意义（图 6-10）。

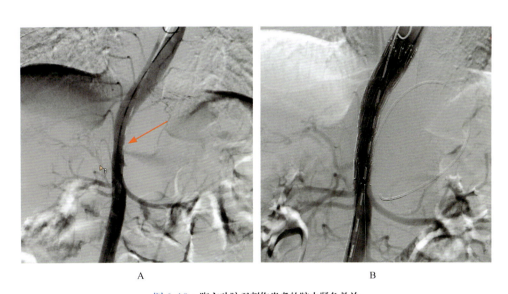

图 6-10 · 腹主动脉刀刺伤患者的腔内紧急救治
A. 血液自腹主动脉刀刺破口处喷射而出（红色箭头）；B. 覆膜支架置入后，腹主动脉破口完全隔绝，无血流喷出

血管外科医生对因动脉瘤和主动脉夹层等进行的腔内主动脉修复手术（EVAR）的经验越来越丰富，甚至在主动脉（瘤）破裂的情况下，EVAR 也体现了其独特的潜在作用（图 6-11）。但是当腹主动脉发生锐性穿透损伤或钝性损伤时，这些患者大多会合并相关的腹腔脏器损伤，尤其是肠道损伤。在这种情况下，使用 EVTM 和 EVAR 进行覆膜支架腔

内修复受伤的血管与开放手术治疗进行人工血管置换相比，能够显著降低移植物的感染风险。覆膜支架同样可以用于孤立的创伤或假性动脉瘤，但对于创伤患者，应始终考虑存在其他损伤的可能性，此时应该想到在损伤近端使用REBOA进行控制。在开放手术或放置覆膜支架前，将阻断球囊放置在适当区域，必要时扩张球囊行REBOA，控制出血、维持血压，为进一步开放手术解剖显露损伤部位和缝合修复提供机会。如果进行腔内治疗，关于抗凝治疗的应用问题和EVAR治疗所需较大尺寸输送系统可能会引发的肢体缺血风险应该得到相应的重视，而且这些严重创伤患者往往合并有凝血功能障碍。

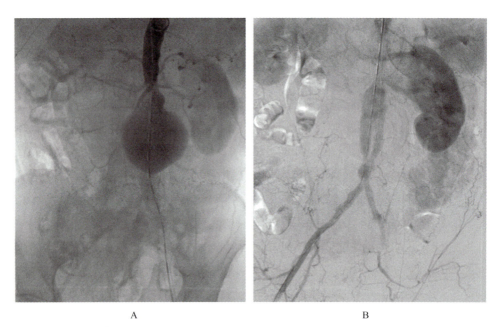

图 6-11 · 破裂腹主动脉瘤的腔内治疗
A.造影提示腹主动脉瘤破裂；B.覆膜支架置入后隔绝破裂瘤腔

对腹部创伤患者使用任何治疗，无论腔内覆膜支架还是开放手术置换人工血管，都存在感染的风险。合理地运用EVTM理论，充分考虑腔内技术的获益，选择合适的治疗方法十分重要。腔内治疗存在感染概率小、手术入路区域解剖简单（不需要经过创伤、感染、粘连的腹腔）、操作时间短等独特的优势。更好地利用EVTM与腔内技术，提高创伤救治效率，需要救治团队具备前文提及的相关知识和技术；拥有包含CT机和C臂的杂交手术室；在患者治疗的早期建立有效的动脉通路；充分评估术前的CTA，根据经验和患者年龄（年轻患者的动脉尺寸相对较小）、创伤情况等选择合适的覆膜支架尺寸（放大率，10%～15%）。

5. 内脏动脉

肠系膜上动脉和肾动脉是能够应用覆膜支架进行治疗的潜在目标。患者创伤后，使用覆膜支架治疗的具体技术相对于动脉粥样硬化或动脉瘤疾病无显著差异。但重要的是，要考虑这些手术在创伤患者中可能很复杂，需要相当长的时间才能完成。而且，对于因创伤性出血而血容量不足的患者，发生造影剂相关并发症的阈值也可能降低。该阈值降低对肾脏的具体影响目前难以量化评估，但必须承认其对患者预后的影响。鉴于上述风险和所需治疗操作的复杂性，在某些创伤情况下，置入覆膜支架需要相对谨慎。但是其在术者对开放手术的解剖显露缺乏信心或动脉夹层、狭窄或假性动脉瘤等择期手术中，是不错的选择。

根据 EVTM 理论，应结合患者术前的 CTA，综合评估上述因素和风险，选择合适的治疗方案。如果在内脏动脉使用覆膜支架，根据本中心经验，其放大率一般为 10% 甚至更大。

6. 髂动脉

与腋窝区域的锁骨下动脉损伤一样，髂动脉的血管腔内治疗中覆膜支架的应用效果已得到充分的证明。根据 EVTM 理论，髂动脉与腋窝区域锁骨下动脉相似的复杂解剖结构和手术部位显露困难都是其采用腔内治疗的考虑因素。同样地，与之前所述的所有创伤一样，其抗凝治疗也是一个必须面对的特殊问题。不同于胸主动脉，髂动脉创伤在很多情况下会合并肠道损伤，如果行开放手术进行修复，随之而来的可能是严重感染。因此，髂动脉创伤似乎更适合应用覆膜支架进行腔内治疗。在严重破裂导致导丝正常无法直接穿过损伤区域的情况下，可以采用"Rendezvous"或"body floss"技术，将导丝穿过损伤区域。

在非 EVTM 理论中，开放手术通常是创伤患者首选的解决方案，但是对于过去做过多次腹部手术的肥胖患者而言，开放手术的困难很大。EVTM 理论告诉我们，快速建立损伤对侧的股动脉通路，置入 REBOA 球囊，在必要时进行阻断控制出血，其效果将远好于术前在体外手动压迫可能的创伤部位进行止血，也明显快于开放手术显露损伤部位后进行直接压迫。而且只要将导丝穿过损伤血管区域，就能放置覆膜支架进行腔内修复。髂动脉处应选择放大率在 10%～15% 的覆膜支架，其中男性约为 12 mm，女性约为 10 mm，但个体差异很大，其长度取决于病变区域；年轻患者的髂动脉相对较直，而老年患者相对成角。术中应尽量保留髂内动脉，但如果治疗需要，覆膜支架可以在急诊情况下覆盖髂内动脉开口。但是应该注意，如果合并髂内动脉损伤，即使覆盖了开口部位，其血液回流也会引起问题（再出血及严重内漏）。这可能需要在覆盖髂内动脉前将其栓塞。如果做了杂交手术，应充分考虑术后感染的可能，可以用腹腔脂肪（大网膜）覆盖动脉或支架。覆膜支架也可以作为开放手术的过渡手段。

三、技术方法与讨论

1. 动脉通路

前文已经详细地描述了建立动脉通路的一般步骤和技术。针对特殊的创伤情况，当患者存在抗凝禁忌证时，应充分考虑使用较大的输送鞘管时远端血栓栓塞并发症的相关风险。尤其是对于有血管损伤的年轻患者或身材较小的创伤患者，腔内治疗所用的球囊或覆膜支架所需的输送系统尺寸可能接近患者自身血管，会完全阻断建立通路处的远端肢体。术中和术后应进行针对性检查，必要时进行取栓手术。

由于许多原因，通路的建立通常是 EVTM 治疗理论中最具挑战性的部分。对于考虑为患者采用 EVTM 的医生而言，最好的建议是尽早建立动脉通路，即使最初通路的尺寸较小，可以通过交换鞘管等方法快速增大通路尺寸，完成 REBOA 球囊阻断控制出血和覆膜支架等最终治疗。严重创伤患者的救治中最常见的错误是建立动脉通路太晚。在血流动力学稳定的患者中建立股动脉通路更容易。

2. "Rendezvous" 或 "body floss" 技术

腔内治疗的关键在于使导丝通过病变部位，即如果导丝能够穿过损伤区域，就可以控制导丝完成 REBOA、放置覆膜支架等相关治疗。但是在患者严重创伤的情况下，由于软组织压迫、血管断裂等因素，单独的顺行或逆行方法可能都无法使导丝穿过病变区域。此时，"Rendezvous" 或 "body floss" 技术可能会帮助建立导丝通路。

腋窝-锁骨下动脉的严重破裂是该技术具体应用的一个很好的适用模板。虽然在紧急情况下，仍旧可能通过单独肱动脉入路使导丝穿过该损伤区域，但在一些血管完全破裂的情况下，血管错位、形成血栓、血肿压迫使导丝无法穿过损伤区域。在这种情况下，可"Rendezvous" 或 "body floss" 技术。通过肱动脉入路将长的亲水涂层导丝端头引入血管损伤破裂区域，然后利用股总动脉入路将圈套器置于同一损伤区域。在 DSA 辅助下，使导丝穿入圈套器中并收紧，"抓捕" 导丝，将导丝头端通过股动脉鞘来出体外。完成上述操作后，即建立了经肱动脉至股动脉的导丝通路。该导丝为下一步的腔内治疗提供了稳定的轨道，可以进行 REBOA 和放置覆膜支架。

类似方法还可以用于在损伤部位的 "两侧" 可以建立顺行和逆行通路的任何血管损伤部位。

3. 在静脉中应用

覆膜支架用于腔内创伤处理的原理也有可能用于大静脉的损伤。虽然目前未得到广泛应用，但是在特定的情况下，使用覆膜支架可以对大静脉的严重损伤提供有价值的临时出血控制。如果下腔静脉或髂静脉出血，可穿刺股静脉，用较大鞘管（10～12 Fr）建立血管通路，然后推进导丝放置支架。如今已有可用于腔静脉或髂静脉的静脉覆膜支架，但是术后可能会出现血流缓慢和凝血问题，导致覆膜支架内的堵塞。其在外伤患者中的应用经验有限。

4. 覆膜支架是损害控制还是最终治疗？

关于创伤患者中，血管腔内覆膜支架的使用确实存在争议。这些争议的要点在于年轻创伤患者覆膜支架置入后的长期效果存在不确定性，其存在堵塞和再狭窄的风险。对于动脉粥样硬化、动脉瘤等高龄、退行性疾病，覆膜支架的应用已积累了大量随访数据。但对于年轻创伤患者的更长随访周期（可能终生）中，这些支架的情况，我们尚不能得知。目前尚缺乏与年轻患者预期存活率相对应的覆膜支架长期耐久性数据，也不知道相对越来越小的覆膜支架会对正在生长的患者造成什么影响。放置这些腔内治疗器械后，对年轻患者的最佳监测手段应该是什么？他们是否应该终生接受抗血小板或抗凝治疗？如果是这样，那采用什么治疗方案？这些问题在 EVTM 的现阶段很难回答。

如前所述，覆膜支架在紧急情况下的潜在作用很明显。但不确定的长期风险需要在患者从创伤中恢复后进行研究。在急诊治疗中，必须将患者的这些风险和不确定性与转换为开放性手术的风险进行权衡。

覆膜支架可被视为"损害控制"的过渡手段或最终治疗方案，取决于患者个体情况。EVTM 的理论是通过腔内的方式扩展我们的思维过程，促进创伤处理技术的创新和有效利用。在考虑治疗方案时，不要忽略了栓塞和开放手术等方式。

目前，覆膜支架正在越来越多地用于控制和治疗血管相关损伤，特别是在具有挑战性和困难耗时的开放性暴露相关的解剖部位。虽然在这种情况下覆膜支架的长期效果尚不确定，但初步经验表明，在创伤环境中其可能具有重要作用。随着血管腔内创伤处理的不断发展，血管损伤患者的急救工具也将不断拓宽，善于运用 EVTM 思维将帮助医生为患者选择正确的治疗方法。

第六节·有关 EVTM 和栓塞的基本问题

当术者缺乏相应经验，或缺少球囊、支架等相关器械、物资支援时，应该如何运用 EVTM 救治患者呢？而且往往并不是拥有的工具越多，救治效果越好。大多数时候，急诊创伤救治只需要最基本的工具，过多的选择可能会使救治工作复杂化。EVTM 将血管腔内技术引入现代创伤外科中的目的是帮助医生评估患者伤情，拓宽救治思路，并了解在什么患者身上应用哪种工具更加合适。面对创伤后出血的患者，主要的治疗要点在于找到出血源并有效止血，维持患者血压。不需要考虑"最先进"的手段是什么，运用手边的工具和最熟悉的技术，找到目标位置，并进行快速、有效的止血，为后续治疗提供机会，才是最关键的救治措施。

一、栓塞前准备

1. 明确出血源

救治经验告诉我们，往往钝性创伤比锐性刀伤的救治更为复杂，因为后者可以相对明显地提示可能的出血源位置。如果患者已经进行了开放手术止血，但血流动力学仍旧不稳定，此时应高度怀疑患者存在一个潜在的出血源，而且很可能是开放手术不易达到的位置，可以考虑使用腔内技术对出血源进行栓塞。如果在术前就高度怀疑出血源位于开放手术难以处理的位置，结合患者的生命体征情况和术者的腔内技术熟练程度，可以直接考虑行腔内血管栓塞。

但栓塞的前提是能够确定出血源的位置，否则栓塞治疗会收效甚微。这就需要术前对患者进行 CTA 检查，其扫描的范围应尽量扩大。但是，当患者生命体征不稳定且救治团队的经验相对不足时，首选将其带去 CT 室进行 CT（或 CTA）检查并不明智。CT 是非常强大的辅助工具，能够提示血液外渗、定位出血源、评估血管入路情况、显示其他相关创伤，但其并不能帮助患者止血（此时就显示出包含 CT 机的杂交手术室的巨大优势）。如果必须搬动患者，可以迅速建立股动脉通路，并预先留置 REBOA，在必要时可以使用包括 pREBOA 或 iREBOA 技术将患者血压维持在可接受的范围，为后续治疗赢得关键时间。

2. 栓塞前的准备

根据既往经验，栓塞中可能用到的腔内工具包括（但不限于）：5 Fr 或更大尺寸的导管、能够放置弹簧圈的微导管、多种规格的弹簧圈、生物蛋白胶等（图 6-12）。在杂交手术室或急诊室，应常备上述工具，以备紧急栓塞使用。

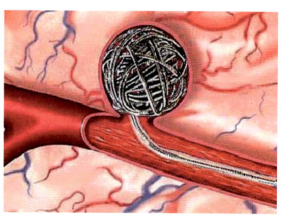

图 6-12 · 弹簧圈栓塞动脉瘤示意图

（1）建立血管通路。血管通路始终是 EVTM 的首要任务。进行 REBOA、栓塞或展开覆膜支架都需要有效的功能性血管通路。虽然目前指南中尚未明确提及以血管通路为重点的 AABCD 新流程（在开放气道的同时建立血管通路），但其在 EVTM 中的重要价值已经越来越明确。而且随着患者病情的恶化，建立血管通路的难度势必明显增加，早期建立的优势十分显著。

（2）经导丝技术和技巧。在 EVTM 操作中，为避免医源性血管损伤，应使用"经导丝"技术推进导管。如果在无导丝的情况下推动导管，可能由于导管头端过硬，导致血管壁受损。尤其在对创伤的患者进行栓塞操作时，一旦导管造成医源性损伤，会加重血管及周围组织可能已经存在的损伤，导致难得建立的血管通路彻底堵塞而无法对出血源进行有效的栓塞止血。选择并推进导管时要注意导丝本身的长度。

（3）血管造影。在导管沿导丝选入目标动脉后，要做的第一件事是确认血液回流情况，以明确导管的位置是否正确。随后应轻柔地进行手推造影剂注射，观察动脉损伤情况。如果术者在手推的过程中感觉到异常阻力或看到任何异常血流，应立即停止注射，因为此时导管和注射进入的造影剂可能正在血管壁之间撕开血管。如果连接高压造影注射器，应充分考虑患者血管创伤情况以及导管的直径。

二、不同部位的栓塞

1. 骨盆骨折的栓塞

骨盆骨折出血的患者行动脉（髂内动脉）栓塞，其过程相对简单，效果也较为明确。但是应注意的是，多数情况下严重的骨盆损伤会合并静脉的损伤、出血，此时栓塞的难度将增大。

整个治疗过程，应先使用骨盆固定带等手段固定骨盆，并评估其止血效果。如果仍旧考虑静脉出血，最好是使用骨盆外束带等进行压迫治疗，主要是通过外固定或腹膜外组织进行填塞止血。此时进行髂内动脉栓塞将有助于减少血液流入骨盆区域，可能会减少静脉出血。在正式开始血管造影前，应确定出血血管的正确位置。大多数情况下，应在受伤的对侧建立股动脉入路，如果那一侧已经预留了REBOA，可进行平行穿刺或使用同侧动脉建立通路。另外，对于主动脉分叉多呈锐角的年轻患者，如果条件允许，可以考虑在同侧动脉建立入路，避免"翻山"操作耽误治疗时间。在一些患者中，需进行双侧血管的栓塞。

导管到达相应位置后，应适当调整C臂机的角度，来显示髂内动脉及术者想要了解的其他血管情况，以确定在髂内动脉抑或是更远端的损伤部位进行栓塞。栓塞材料的选择取决于损伤类型和术者自身的经验。对于近端大血管损伤，如髂内动脉主分支，覆膜支架展开并不适用。但生物蛋白胶结合弹簧圈栓塞可能有所帮助。生物蛋白胶与血液结合后，可以快速形成凝胶而止血，但也存在导致远端缺血的风险。在血流动力学不稳定的骨盆骨折患者中，我们不建议术者反复尝试进行细小分支的超选择性栓塞！如果受伤的是髂内动脉的第一或第二分支，则可使用弹簧圈和较大的明胶海绵颗粒等进行栓塞。明胶海绵颗粒（2～4 mm）易于快速制备并具有暂时栓塞效果。可以利用放置在髂内动脉近端的导管，缓慢且非选择性地注射明胶海绵颗粒。较大的明胶海绵颗粒不会向远端移动并以最快速度向髂内动脉下游迁移，形成栓塞。术中可交替注射明胶海绵和造影剂生理盐水，观察造影剂在目标动脉中的变化，直至明胶海绵填满损伤血管近端。如果栓塞材料堵塞在导管中，无法将其从导管尾端吸出，可取出导管并将其冲到体外。但是，冲洗之后可能需要将导管放回原位并继续上述操作，此时重新进入相同部位存在一定挑战，需要不少时间。弹簧圈栓塞需要密集填塞才能产生即时止血效果，其操作时在DSA下很容易识别。但由于大多数创伤患者存在凝血功能障碍，弹簧圈可能不会起到预期的效果。在外周血管和弥散性出血中，可以非选择性地注射明胶海绵-盐水-造影剂复合液或生物蛋白胶等液体聚合物栓塞剂。这是一种不可逆的栓塞，无论凝血状态如何都能起作用。尤其是在广泛弥漫性损伤的患者，液体栓塞剂会顺血流而下并阻断动脉供血的"后门"。对于不稳定骨盆骨折患者，可考虑采用双侧非选择性明胶海绵栓塞作为抢救措施。一些医疗中心平常正在这样做。

骨盆的前部往往有来自对侧的侧支循环，所以此处的损伤可能需要进行双侧血管的栓塞。此时应合理地建立并使用血管通路，在双侧建立通路后进行"对侧操作"，或使用一侧通路，先后进行对侧和同侧的栓塞。

骨盆骨折患者栓塞后，应通过骨盆血管造影来确认是否存在残留出血（如腰动脉、髂外动脉分支中的出血）。整个手术结束时，应进行远端主动脉的造影，其目标是确定其余主动脉及分支血管是否存在造影剂外渗。

2. 肾脏损伤的栓塞

在大多数情况下，肾脏和（或）肾动脉损伤时，建立股动脉通路进行治疗是最简单的方法，如果经验丰富，也可以采用肱动脉或腋动脉入路。进行腔内手术时首先在 Th12～L1 区域的主动脉放置造影导管，进行高剂量、高流量（15 mL/s，20～30 mL）的主动脉造影，寻找肾动脉开口位置及其走行。随后将导管置入肾动脉（头端成角的导管会增加效率）。进入血管后，进行手推造影寻找造影剂外渗的位置，即血管损伤的部位。将较大的导管置入肾动脉中并采用弹簧圈栓塞是阻止动脉横断损伤出血的最快方法。如果患者的情况允许，最好仔细地针对损伤动脉进行更细致的超选后，再实施栓塞，避免栓塞整个肾动脉，增加肾脏缺血时间甚至造成肾脏坏死。

术中为了更好地完成上述治疗，可以在肾门位置的肾动脉放置导引鞘管（6～7 Fr）后，使用导管（4～5 Fr）微导管和分支动脉中操作。这将使术者有机会进行可控的血管造影并对目标损伤部位进行超选，进而更好地控制微弹簧圈或液体栓塞剂。如果存在肾动脉主体损伤，可选择放置肾动脉支架，但在创伤情况下进行该操作的难度较大。操作时应始终警惕，避免肾动脉主体栓塞造成致命的肾脏坏死。

3. 脾脏损伤的栓塞

当脾脏和（或）脾动脉发生损伤时，可以先将导管超选进入腹腔干动脉，随后与前文肾动脉操作相似，在腹腔干动脉内放置导引导管或鞘管（6～7 Fr），随后进行血管造影并使用导管和微导管继续推进至脾动脉。此处操作相对不稳定，容易反复进入肝总动脉，应仔细、耐心地操作导丝、导管，并适时改变 C 臂机角度，观察腹腔干动脉及脾动脉分支的走行情况，将导管配合导丝向前缓慢推进。

导管到位后，手推造影评估损伤出血是否需要进行脾动脉近端栓塞，或使用微系统进行分支动脉选择性栓塞（图 6-13）。如果病情需要，近端动脉可以使用弹簧圈配合液体栓塞剂进行完全栓塞，不要担心脾脏会缺血坏死，其存在相当丰富的侧支血供（近端来自脾动脉本身，远端来自胰背动脉等）。也正是这些侧支血供的存在，可能会造成单纯近端栓塞后的远端再出血，使治疗效果大打折扣。这时可以考虑使用液体栓塞剂。另外，应用动脉阻断球囊也是治疗脾损伤的另一种有效的临时解决方案。

4. 肝脏损伤的栓塞

导管进入腹腔干动脉的操作，与超选脾动脉一致，之后选择合适的C臂机角度，手动注射10 mL造影剂观察动脉解剖结构和出血源，找到肝总动脉开口并沿其走行将导管送入。栓塞时应使用微导管，尽量靠近出血区域。由于肝脏血供的特殊性，栓塞止血时，阻断出血区域远端反流的"后门"十分重要。但有时候，近端栓塞后，损伤区域灌注压降低也

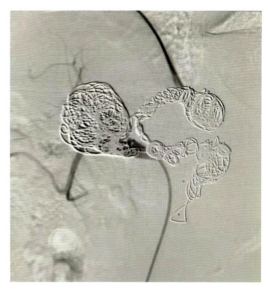

图6-13 · 弹簧圈栓塞破裂的脾动脉瘤

能够实现有效止血。使用液体栓塞剂时，应注意其可能通过本身存在或创伤后造成的动静脉分流直接进入下腔静脉，进而导致严重的医源性肺栓塞。因此，对于肝脏损伤的治疗，应尽可能选择性地栓塞。

第七节 · EVTM在各部位及器官的适用情况

患者创伤出血的部位（头颈部、胸部、腹部、骨盆、肢体等）和伤情（锐性损伤、钝性损伤等）纷繁复杂。虽然所有出血都应认真对待，但所有外科医生都会认同：控制起来需要耗费大量时间但患者的一般情况完全能够耐受的"烦人"的出血，与能够短期内会导致患者死亡的隐性出血是有区别的。作为创伤外科医生，正确运用EVTM理论进行救治不仅要有效地处理每个出血的原因，还要确定如何以及何时去做。这包括根据评估患者的伤情，确定是否有时间或需要去进行出血控制；是否应在特定情况下通过临时损伤控制操作（REBOA）来争取一些后续救治时间。这取决于治疗团队核心人员的经验。

一、评估患者伤情和损伤部位

正确评估伤情包括很多方面，并不能用出血多少来判断伤情的严重程度。气道堵塞和呼吸困难会比大出血更快地导致患者死亡；心包、颅内等特殊位置的少量出血，也会由周围组织空间有限带来的压迫而造成致命的后果。这些情况往往无法应用EVTM理论进行解决。

当判断患者存在血管损伤时，应高度重视，合理运用 EVTM 理论进行评估和救治。即使血管损伤并未导致活动性出血，其部分阻断或血栓形成会导致大脑等关键终末器官严重缺血，对患者的远期预后极为不利。一旦这些关键器官（如肾脏）的末端供血动脉栓塞，将面临脏器坏死的严重后果。因此，必须基于对伤情的最佳理解和良好的临床判断来评估患者情况，并做出处理决策。

EVTM 理论需要运用所有专业知识和恰当的判断来优化治疗结果。不同器官的特点和对患者生存的重要性等方面各不相同，其各自的血管通路和处理原则都具有各自的特点，应该采取不同的解决方案。

二、不同部位及器官的治疗

1. 骨盆

骨盆环和髋臼的骨折多由钝性创伤造成。主要有两种可能方向的失稳定：水平方向（侧向压迫和开放性损伤）和垂直方向（完全不稳定的骨盆环）。骨盆环骨折相关出血可源于骨折表面、软组织和破裂的静脉和动脉。会对血流动力学造成严重影响的是位于其后方的大动脉及其分支（髂内动脉、盆腔血管丛等）损伤。这种出血通常与完全不稳定的骨盆环骨折有关。如果患者血流动力学暂时稳定，但检查时发现了骨盆不稳定骨折，应预先采取必要措施（如留置 REBOA），严密观察生命体征变化。

针对这类损伤情况，首先应用骨盆固定带并持续大量输血。如果血流动力学依旧紊乱或患者有持续恶化的趋势，应果断、快速采取其他措施。传统救治观点需要进行损伤近端止血、填塞骨盆，甚至考虑主动脉钳夹。EVTM 理论告诉我们，确实应在损伤近端进行止血，但无须进行胸廓或腹部切开术来钳夹主动脉。采用 REBOA 在 Ⅲ 区阻断腹主动脉会获得开胸阻断相同的效果，但操作时间更短、风险更低。

置入 REBOA 需要建立股动脉入路，在患者骨盆骨折大出血的急诊情况下，无所谓哪一侧，只要球囊快速进入动脉就好。但腹股沟区域的骨盆固定带会阻碍术者的操作。这时，不要打开固定带。将另一个固定带放在原来固定带的正下方，当新的固定带开始应用后解开原来覆盖腹股沟的固定带。此时，外科医生可以在腹股沟区域进行操作，并保持骨盆稳定。如果需要，可通过超声引导或通过切开游离暴露股动脉进行穿刺并置入鞘管。导入 REBOA 导管并将其置于主动脉 Ⅲ 区。通过 DSA 透视或超声可确保球囊处于正确的定位区，也可采用盲法定位至 Ⅲ 区。如采用盲法，应先在体外测量好球囊导管进入的距离后将其按照该距离送入股动脉，随后开始使用混合造影剂的生理盐水缓慢地填充球囊，同时以前后约 5 cm 的幅度缓慢来回推拉导管，使其在主动脉内来回移动，直至术者感觉到由于球囊扩张接触主动脉壁而产生阻力。在阻力良好但导管仍能够移动的情况下，停止扩张球囊，此时将导管向外拉，直至其停止，再用另外 2 mL 左右生理盐水完成球囊最终的填充。

由于主动脉和髂动脉的直径不同,拉出过程中停止的球囊很可能停在主动脉分叉处。可以在此处进行 pREBOA,同时可以监测血压。

REBOA 实现了近端出血控制,但还需要后续的进一步治疗。如果患者相对稳定,可以考虑转移至 DSA 手术室或杂交手术室,并立即进行损伤血管栓塞。如果效果满意,髂内动脉栓塞的难度和时间明显小于开放手术止血。

如果无法进行栓塞(不具备技术或器械),则应立即在 REBOA 的辅助下进行开放手术止血。在术中和完成止血术后,考虑应用 pREBOA 以恢复下肢的一部分血供,增加患者远期的救治成功率。即使栓塞或开放术后患者血压稳定,也不要放松警惕,一头扎进"救治成功"的喜悦中。创伤外科医生应该时刻注意可能存在的其他损伤,并积极处理。骨盆骨折最常合并直肠及膀胱的损伤。

2. 脾脏

在患者血流动力学不稳定和(或)腹腔积液(或游离气体)的情况下,应对患者进行剖腹探查术,如果发现脾脏严重受损或脾门血管撕裂,应及时进行脾切除术。如果患者病情相对稳定,经腹部 CT 扫描发现除脾脏出血外,未见任何需要剖腹探查的理由,可以考虑进行栓塞治疗,这是 EVTM 带来的优势。栓塞治疗对患者和术者来说都更加"方便"。

前文已经描述了利用导丝和导管超选脾动脉的技术和技巧。这可能会耗费不少的时间,因此对于经验略浅的医生,应谨慎选择这一方案。EVTM 的宗旨是扩展思路,利用自己熟悉的技术来开展救治。

脾脏的血液供应主要来自脾动脉,也有部分血液来自脾胃韧带和胰背动脉。因此,脾动脉近端(非选择性)阻断后脾缺血和坏死的风险相对较低,因此近端非选择性栓塞是治疗脾脏急性出血的首选方法。只有在患者病情稳定、无颅脑等严重的合并损伤的情况下,可以考虑进行更加细致且耗时更长的选择性栓塞。

如果脾胃韧带等其他组织发生损伤,在脾动脉近端栓塞后可能发生脾脏梗死,此时可以在患者情况稳定后进行脾切除术。但幸运的是,在大多数情况下,脾坏死会自行消退。而且如果脾脏未完全坏死,可以留有足够的脾脏来满足其生理功能需求。

3. 肝脏

肝脏的独特解剖结构使其在损伤后有三个可能导致出血的系统,其中两个来自近端(肝动脉和门静脉),还有一个来自肝脏本身并以逆向方式从腔静脉(肝静脉)填充。进入肝脏的血液中,约 75% 是来自门静脉的静脉血,其余 25% 为动脉血。在严重的肝脏损伤出血中,三个系统均可能受损。因此,在大多数血流动力学极不稳定的情况下,患者需立即行开放手术,探查出血源并填塞肝脏止血。临时夹紧肝十二指肠韧带(Pringle 操作)可以有效地阻止近端来源(门静脉和肝动脉)的所有出血,为后面彻底止血争取时间。此处要记住 3P 规则:压迫(press)、普林格尔(pringle)、填塞(pack)。另外,当处理经

FAST 评估呈阳性的不稳定患者时，可先置入 REBOA，然后（最好同时进行）进行剖腹探查等开放手术。位于肝脏背侧的下腔静脉（IVC）出血很难控制，除了 Pringle 操作，还需要在损伤的近端和远端控制 IVC。为控制肾上 IVC，需用 Kocher 手法游离十二指肠，但控制 IVC 的膈下或心包内部分依旧是一个巨大挑战。此时，可以运用 EVTM 理论，在股静脉中放置顺应性球囊（相当于 REBOA 的作用），用于肝静脉水平的 IVC 暂时阻断。必要时可以考虑"双 REBOA"模式。

在操作前，应尽量对患者进行 CT 或 CTA 检查，仔细对照动脉期和静脉期的差异，以明确损伤程度及可能的出血位置，并观察其余脏器组织的损伤情况。应该注意的是，要区分动脉出血是仅发生在肝实质内还是已经进入腹腔。要特别留意创伤性假性动脉瘤，其可能不会导致早期的血流动力学紊乱，但是会在后期造成麻烦，可以在复苏成功、患者生命体征稳定后，通过选择性栓塞来处理。如患者出现血流动力学不稳，应立即进行栓塞治疗，其具体情况已在前文描述。

4. 肾脏

肾脏的创伤可能会导致三种后果：活动性出血、肾动脉阻断伴肾脏缺血、尿液渗漏。尿液渗漏是由肾脏深部损伤造成集合系统受损或骨盆的输尿管连接区域受伤。由此产生的渗漏不会立即导致患者死亡，但是在患者血流动力学稳定后应仔细治疗。

肾脏的活动性出血通常为动脉出血，且与严重的钝性或贯穿性损伤有关。从 EVTM 的理论出发，可以通过腔内操作来阻断肾动脉止血，这样也应该能阻止尿液渗漏。但肾动脉阻断后，严重影响肾脏的供血，可能会很快（30 分钟）导致肾脏不可逆的坏死，应谨慎考虑。而且肾动脉的数量、大小、走行和起源存在很大的个体差异，这可能使得在紧急情况下的腔内治疗存在困难且耗时，特别是在患者血流动力学不稳定的情况下。

前文已经详细介绍了 REBOA 的作用和技术要点，其在损伤近端的阻断作用可能在主肾动脉严重损伤导致血流动力学紊乱的情况下发挥作用。有了 REBOA，术者能够在控制出血的情况下进行开放手术探查肾门并进行修复或肾脏切除术。但是必须牢记，腹腔干动脉和肾动脉之间的主动脉区域（Ⅱ区）被称为"非阻断"区，因此应尽量减少阻断缺血的时间（考虑 pREBOA）。

在严重的、需要进行肾脏切除的治疗中，腔内操作并不是最佳选择。但是当钝性创伤后，CTA 上看到全黑的肾而无任何造影剂灌注，则提示肾动脉可能受到钝性拉伸损伤，导致形成血栓和完全阻断，此时没有明显的出血问题，但可考虑通过腔内手段放置支架来打开阻断的动脉，以对肾脏进行血运重建。肾对热缺血耐受性差，应在入院后 1 小时内进行血运重建。上述操作虽然无法保证治疗结果，且存在后期出现肾性高血压的风险，但在某些紧急情况下值得尝试。毕竟保留肾脏功能对于患者的意义远高于高血压带来的困扰。这就是 EVTM 对于这类患者的优势。

5. 肋间动脉和腰动脉

肋间动脉和腰动脉出血通常可以自发停止。某些情况下可能会同时有几条动脉出血，特别是在合并凝血功能障碍的情况下，此时需要评估是否需要对这些出血源进行手术干预。腰动脉无法进行直接穿刺，如果通过 CTA 能够明显看到造影剂外渗并需要手术干预，可以考虑将患者带至 DSA 手术室或杂交手术室进行腔内栓塞治疗。肋间动脉损伤通常合并胸壁或胸膜的损伤，其出血可不受周围组织的限制而流入胸腔，因此出血量可能较多。当无法短期恢复患者凝血功能时，必须行手术治疗。

但这些部位的腔内操作，难度较大、耗时较长，且多由合并损伤，术前必须考虑腔内治疗和开放手术各自的利弊。开胸手术创伤很大，但如果患者情况严重，或出于其他原因（相关肺损伤、心脏损伤、需要清除血肿、缺乏血管通路等），则必须进行开胸手术。在患者病情不稳定的情况下，可同时进行腔内栓塞。但是，在阻断损伤部位近端血供后，肋间和腰部都会有一些血液回流，且可能无法通过腔内方法控制所有出血。

6. 四肢

危及生命的四肢部位出血可通过近端止血带或手动压迫快速、暂时地控制。如果腹股沟或腋窝区域出血，可通过在腹股沟韧带上方或腋窝高位内侧用力压迫进行控制。在出血得到早期控制后，需要对出血源进行治疗。在腹股沟，开放手术需要暴露髂窝，经腹膜外控制髂外动脉。该方法相对简单可行，如果出血较多，可以同时进行 REBOA。在腹股沟韧带上方切开并向下游离得到血管，尽量避免进入腹膜。但与腹股沟相比，腋窝手术是一种完全不同且要求更高的操作。此时可以考虑 EVTM 和腔内操作。可通过压迫在受伤血管周围的局部压力或放置在近端的球囊导管来控制出血，为耗时的锁骨下动脉显露争取时间，甚至可用覆膜支架完全处理动脉损伤。

根据 EVTM 损伤控制的思路，需要腔内技术进行一些操作以恢复动脉通畅或防止进一步出血。肢体动脉有两大类：大动脉和小动脉。从 EVTM 的角度来看，栓塞小动脉不会有危险，但必须恢复大动脉的通畅性。如果可能，应栓塞出血的分支，如股深动脉、旋股动脉、胸肩峰动脉。可通过简单的支架阻止股浅动脉或腘动脉等部位的出血。此时应注意，患者术后必须长时间进行抗血栓药物。应考虑患者年龄、治疗依从性、随访检查可能性等，腔内支架的远期通畅情况可能不适合年轻患者。

参考文献

[1] Bilos L, Pirouzram A, Toivola A, et al. Endovascular and hybrid trauma management (EVTM) for blunt innominate artery injury with ongoing extravasation [J]. Cardiovascular & Interventional Radiology, 2017, 40 (1): 130-134.

[2] Ogura T, Lefor A K, Nakamura M, et al. Ultrasound-guided resuscitative endovascular balloon occlusion of the aorta in the resuscitation area [J]. Journal of Emergency Medicine, 2017: 715.

[3] Azizzadeh A, Keyhani K, Iii C C M, et al. Blunt traumatic aortic injury: Initial experience with endovascular repair [J]. Journal of Vascular Surgery: Official Publication, the Society for Vascular Surgery [and] International Society for Cardiovascular Surgery, North American Chapter, 2009, 49 (6): 1403-1408.

[4] Di Eusanio M, Folesani G, Berretta P, et al. Delayed management of blunt traumatic aortic injury: Open surgical versus endovascular repair [J]. The Annals of Thoracic Surgery, 2013, 95 (5): 1591-1957.

[5] Hörer T M, Pirouzram A, Khan M, et al. Endovascular resuscitation and trauma management (EVTM) — practical aspects and implementation [J]. Shock, 2020: 1.

[6] Bilos L, Pirouzram A, Toivola A, et al. Endovascular and hybrid trauma management (EVTM) for blunt innominate artery injury with ongoing extravasation [J]. Cardiovascular and Interventional Radiology, 2017, 40 (1): 130-134.

[7] Tal H. Resuscitative endovascular balloon occlusion of the aorta (REBOA) and endovascular resuscitation and trauma management (EVTM): A paradigm shift regarding hemodynamic instability [J]. European Journal of Trauma and Emergency Surgery, 2018, 44 (4): 487-489.

[8] Kirkpatrick A W, Vis C, M Dubé, et al. The evolution of a purpose designed hybrid trauma operating room from the trauma service perspective: The RAPTOR (resuscitation with angiography percutaneous treatments and operative resuscitations) [J]. Injury-international Journal of the Care of the Injured, 2014, 45 (9): 1413-1421.

[9] Berthet J. Dissection of the abdominal aorta in blunt trauma: Endovascular or conventional surgical management? [J]. Journal of Vascular Surgery, 2003, 38 (5): 997-1003.

第七章
REBOA 在不同场景下的使用

第一节·院前、转运和军事战场等场景实施 EVTM 和 REBOA

未来战场环境的伤员救治护理工作可能会面临常规的救治层级发生变化（战场情况导致）而导致伤员无法进行快速医疗后送（MEDEVAC）的情况。在这种情况下，医疗救治人员将面临在不利于救治操作的环境下，必须延长战术救治时长、进行有效急救的窘境。军医需要在充满炸弹、流弹、爆炸碎片和烟尘的环境下，努力维持一个严重多发损伤患者的血压、保证其气道通畅、尽量控制出血，这在以往几乎是不可能的。

既往经验及研究表明，不可压迫的躯干部出血（即无法使用止血带或有效压迫以止血的部位）是院前及军事环境中导致休克、死亡的重要原因。针对这种严重休克患者所采取的救治手段和模式，考虑的重点应该是快速复苏、抗休克、维持基础生命血压，尽快建立输液通道并早期快速补液，能够在距离患者发生出血创伤地点最近的位置实行有效的止血，同时允许转运患者，从而达到尽快止血的同时快速转运患者至接受彻底手术治疗的目的。在这种情况下什么技术手段是"最合适的"呢？经过多中心积极的前期临床实验动物研究和多名专家的推动，2014 年诞生了首个以 REBOA 为主导的临床实践指南（Clinical Practice Guidelines，CPG）。这一指南主要基于传统的 REBOA 技术，即使用单纯球囊阻断导管（CODA，Cook Medical）进行主动脉阻断，其操作需要较大的鞘管（12 Fr 或更大），必须依赖 DSA 等设备。

任何新型急救技术的发展趋势都是探索该技术可能或可以应用的范围。很明显，经过前文叙述可以知道，REBOA 可以在战场、院前急救等多种环境中应用，尤其对于那些预计在接受外科手术控制不可压迫性出血前可能因无法有效复苏而导致死亡的患者（这类患者在大多数情况下需要进行紧急胸、腹部手术）。但是，众所周知的 REBOA 严重并发症，让很多人对这项技术望而生畏，在使用前，需要反复权衡。尤其是对于战场、院前等复杂环境，我们确定 REBOA 在这些环境中能够发挥最佳作用前，需要回答一些关键问题：从发生创伤，到转移至可进行手术的医疗单位前，哪些患者需要进行 REBOA 操作？我们如何识别这些患者？患者的预计转移时间会对是否使用 REBOA 的决定有影响吗？谁来负责在这些复杂环境中进行 REBOA 操作？带着这些问题，我们来讨论一下 REBOA 在一些特殊环境下的应用情况。

一、院前急救及患者转运场景

复杂的胸腹部创伤，如主动脉破裂、多脏器损伤等，患者手术死亡率很高，如果包含到达医院前已经死亡的患者，死亡率还会上升。而且针对这类复杂的创伤，很难第一时间明确诊断创伤出血的部位及原因，这时延误诊断可能导致重症休克及多器官功能不全，增加治疗后的死亡率。因而，院前及转运过程中进行有效的抗休克十分重要。

如果我们不能将患者的急救床从急诊大厅直接推入已经准备好，并且麻醉人员、手术医生已经整装待命的手术室，而是需要通过救护车将其送到这样的设施中，这样在院前的转运过程，如何对严重的创伤性失血患者进行积极有效的复苏性抗休克救治呢？这个问题一直是困扰急诊外科医生的难题。

创伤急救的现实是，即使在拥有先进民用创伤救治系统的国家，也不会在城市的每个角落都存在拥有随时做好准备的、专业的、经验丰富的、擅长救治各种多发伤的外科医生和麻醉医生团队的先进创伤中心。虽然好的救治系统可以优化严重创伤患者从受伤现场转移至具有即时手术能力的医疗中心的过程，减少转运时间，但实际情况并非始终如此。即使采用目前最便捷的转移技术和成熟的创伤救治系统，每个国家每年都会有相当数量的患者在从没有即时手术治疗能力的较小医疗机构迅速运送至具有完备手术能力的较大医疗机构的过程中因失血过多而死亡。根据前文介绍，这种情况应该是 EVTM 和 REBOA 的适用范围。虽然可能会发生严重的并发症，但 REBOA 确实会增加患者在院前及手术准备期间抗休克的成功率，即便是术后面临截肢、再灌注损伤、肾功能衰竭等严重并发症的困扰，但部分患者至少不会单纯因失血过多，无法维持基础血压而离开我们，至少给了医生努力的机会。

关于 REBOA 在院前的应用，经常会面临几个问题。首先，小型医疗中心的急诊科年轻医生能否接受 REBOA 设备的培训并熟练掌握这项技术？答案当然是肯定的。REBOA 最初的设计和不断的改良，目标就是相比较复杂多变的手术过程，实现简单有效的早期救治。其次，REBOA 能否让似乎会快速流血至死的患者存活足够长的时间，以便转移至能进行彻底手术控制出血的医疗机构呢？对于一些患者而言，这完全是可能的。REBOA 的工作原理就是在有限的循环血量条件下，维持基础生命血压，以舍弃其他脏器功能的代价，保证心、脑等重要中枢脏器供血，最大限度地维持患者生命。但是，如果 REBOA 使用过程中球囊的不适当扩张会使患者病情恶化吗？当然会！毕竟 REBOA 的抗休克代价是相对严重的，必须考虑到复苏后，对患者的接续影响。因此在应用时应该考虑许多因素，包括：患者的预计转运时间、患者具体伤情和基础疾病情况、目的地的手术室准备情况等。综合以上因素分析，可以想象REBOA在院前使用的可行性。

前文已概述了REBOA的具体操作技术，这些技术将用于协助因持续的不可压迫性出血导致严重休克患者进行转运，并成为整个救治流程的核心。要使REBOA在现有抗休克救治系统中更好地发挥作用，有待解决的问题是：如何协调安排转运流程，使其做到各中心保持一致性以及转运和接收中心之间的沟通，规范化操作会大大减少不必要的时间和医疗资源浪费，增加救治成功率。只有当所有工作人员在抗休克救治系统中的想法和进度一致时，新型医疗技术才能更有效地发挥作用。

英国伦敦空中救援的成功经验证明，将具备操作能力的医生快速送至患者受伤现场并在此环境中有效而快速地置入REBOA对于患者的早期抗休克救治和安全转运是有帮助的。该经验具有指导意义，但也从临床应用出发，很现实地提出了关于REBOA技术在院前使用过程中遇到的一些问题，其中最重要的就是操作之前必须对患者进行更好的检查和必要的询问，以明确患者的基础情况，尤其是其血管条件，避免REBOA的操作困难，降低操作时间，减少后期并发症。

为了尽量避免不必要的REBOA不良后果和操作并发症，目前最理想的适应证是，对院前明确判断如果不使用REBOA则不可能活着到达医院的患者进行REBOA操作。但我们如何最准确地识别这些患者呢？FAST可以作为创伤现场检查判断出血情况（胸部和腹部的出血部位和出血量等）的手段。在超声辅助检查的帮助下，快速识别不稳定的生命体征并判断适当的REBOA时机。多发伤情况下，在院前无法进行DSA和CT检查时，如何确定胸部有无大量出血，排除可怕的禁忌证，是很重要的。那么，在院前现场的急诊医生应具备什么样的培训水平来做出决定并在理想情况下置入REBOA呢？伦敦的经验表明，需要经过EVTM和针对REBOA的专业培训，并经考核具备独立操作能力的医生是可以实现此目标的。

除了致死性创伤，需要外科手术干预以进行最终控制的严重的不可压迫的活动性出血患者，也最好考虑在创伤现场使用REBOA。这个指征很复杂，但却是必要的，REBOA技术始终存在着矛盾，需要术者去权衡。另一个矛盾在于，在创伤现场进行REBOA救治，需要增加患者留在现场的时间，进而增加了转运患者至手术室的时间成本。因此，对于大多数患者，应延长多久的现场滞留时间以便于进行REBOA操作是值得讨论的，而且即便留出了足够的滞留时间，也可能由于患者情况复杂，REBOA操作失败，白白浪费了黄金时间。解决这个问题，我们考虑可以将REBOA从"固定场所技能"变为"转运途中技能"，在培训计划中，受训医生除接受在常规具备条件的固定场所进行EVTM思考及执行REBOA的训练，还应该接受必要的，在直升机或救护车中建立动脉通路和进行REBOA

操作的训练。这样，在将患者转运至最终手术场所期间就不会浪费太多时间，只需要途中联系手术室做好接收患者的准备。

另外，如果院前阶段已经使用REBOA，患者主动脉阻断的时间相比在医院进行REBOA会不可避免地相应延长，术者应该有意识地关注球囊完全阻断的时间，并应该尽量减少完全阻断的时间，灵活应用pREBOA和iREBOA，尤其是Ⅰ区的阻断时间更加敏感。虽然目前还不知道最准确的阻断时间极限是多久，但为了优化救治效果，转运时间需要尽量缩短（30分钟之内）。因此，在转运过程中，pREBOA可能发挥重要作用。从pREBOA的新研究和新进展来看，在使用pREBOA的情况下进行患者的延长转运是可行的。

最后，需要注意并提出的是，建立动脉血管通路的时间可能会比想象的长，尤其是创伤后失血性休克的患者。因此，不要在现场盲目逗留，执着地进行REBOA，应该以转运患者为最重要的目的。

二、军事战场场景

在军事战场环境的复杂战伤救治中，REBOA发挥着重要作用。正如REBOA被发明的初衷，其在复杂多变的战场环境下，能够迅速有效地止血、维持基础生命血压，为伤员的最终成功救治提供有效帮助。军事环境中使用REBOA的考虑因素在很多方面与民用环境相似。在这两种环境中，实施REBOA的医生必须经过相关专业的培训，必须能够考虑REBOA是否对患者有益，或者它的使用是否会导致患者转运延误或病情恶化。

但这两种环境的差异又是巨大的。军事环境通常代表着"转运距离遥远"，这表示将伤员转运至可进行手术或进一步救治的机构所需的时间会比民用环境显著延长，而且环境、地形复杂，伤员转运的困难也明显加大。伤员在创伤现场的滞留时间也受到军事环境特有的复杂因素影响而明显延长，即现场条件可能不允许急救人员立即疏散并后送伤员。如果周围仍在进行战斗，可能会要求医疗团队长期停留在创伤现场进行急救，直至环境条件允许，能够安全地后送伤员。统计数据表明，现代战争中发生的大多数潜在可预防性死亡是因不可压迫部位的大量失血引起严重休克所致，这种情况非常适合使用REBOA。综合以上这些因素（由不可压迫性失血性休克导致的死亡占战争死亡的比例极高，以及军事环境下后送伤员的巨大挑战），REBOA成为军事环境用途的重要潜在工具。那么，如何在军事环境中正确有效地使用REBOA呢？

由于军事环境错综复杂，可能发生的危险因素和困难无法确定，我们可以假设一段简单的可能随时发生的战场环境，切身感受并讨论REBOA的应用模式。作为前线医疗支援救治部门的组成单元，你被任命负责一个特定区域的战场医疗救治任务。突然前方召唤你去救治一名在爆炸中受伤的士兵。当你携带有限的急救药品和器械找到受伤的士兵时，发现他仍有意识。你根据伤情，快速做出初步判断和处理：诊断患者为全身多发伤，火器伤，胸、腹腔脏器损伤可能，创伤性休克，随后立即对明显出血的部位进行压迫止血，并在严重受伤的下肢近端放置止血带并记录压迫开始的时间。

根据目前了解的伤情，临床经验告诉你，伤员的血压可能很快会降低，因为其脉搏逐渐微弱，面色苍白而湿冷，且神志越来越模糊，昏昏欲睡。躯干上的许多弹片伤口提示，其腹部或胸部可能正在出血。尽管如此，双侧肺部呼吸音清晰，且你已进行了双侧胸壁注射器穿刺减压以排除张力性气胸造成伤员呼吸困难及休克的可能。伤员需要尽快撤离战场，行进一步检查甚至手术治疗，但你被告知该地区有敌人，此时贸然转运伤员是不安全的。你必须尽你所能采取的措施维持伤员的生命体征，包括限制性输液，进行低血压的休克复苏，但由于潜在的活动性失血，患者仍处于严重的失血性休克状态。

结合之前对于 REBOA 用途的介绍，在这种情况下，REBOA 明显可以为伤员争取更多的生存时间。正确放置 REBOA 球囊于指定区域后，能够有效减少主动脉远端脏器及血管损伤本身的失血，提升并维持伤员基础血压，且操作区域在伤员双侧股动脉，不影响可能需要进行的胸外按压和腹部的包扎。在搬运过程中，REBOA 也可以通过固定外部导管使球囊稳定在指定区域，持续发挥作用，不会对本就困难的战场转运造成额外负担。使用这项技术可以帮助伤员存活得足够长，从而使其撤离战斗区域，并后送到能够手术处理不可压迫性出血的救治机构。战场环境中的 REBOA 使用原理与住院环境相似，但环境情况却截然不同。战场的无菌条件很差，医疗人员的能见度也变差甚至需要在夜间禁止灯光照明的情况下进行，而且在进行紧急救治操作的同时附近可能会有迫击炮弹或枪声干扰治疗，以及这些火器爆破带来的震荡与烟尘。

遇到的另一个挑战就是，在这样的环境中，我们需要用什么器械来进行 REBOA 操作，这与民用院前环境相似又不尽相同，因为战场上，装备的重量是个很严重的问题。你必须尽可能将所有可能需要的医疗用品都装在背包里，而不是放在救护装甲车的箱子里。战场上当然没有办法安装 DSA 机，至于超声设备，虽然能够被制作得更紧凑、更轻盈、更便携，而且耐用的小型超声设备已在军事野战医院和多个国家军队的专业医疗单元中使用，但你也可能由于种种原因没有携带这种支持设备。

因此，战场军医需要快速做出是否需要进行 REBOA 的决定，并具备在没有太多辅助检查帮助的情况下，进行股动脉穿刺甚至切开的操作。虽然在战场环境中进行 REBOA 急救困难重重，但还是有一个积极的因素（可能也是唯一的）：与患有严重主动脉钙化并挺着大肚腩的老年患者相比，身体健壮的年轻伤员更容易找到并建立动脉血管通路。

目前基于国外临床及科研的现实情况是，REBOA 已具备了在专业的医疗救治单元开展的条件，且关于该技术的应用经验正在逐步完善。这给在复杂环境下使用 REBOA 提供了理论支持。

经过针对性训练后，远离后方医院的经验丰富的外科手术团队可以熟练使用 REBOA 技术，进而可以由具备转运过程中 REBOA 操作能力的医生在携带适当器械的情况下，进行直升机、装甲车上的转运救治。军用大型直升机、船舶或陆地载具，具有足够大的内部空间，可以很好地为 REBOA 的实施提供便利环境。

除了作战环境，在远离大型医疗中心或者伤员后送困难的舰船、海岛、军事基地等军事单位也是 REBOA 的潜在应用领域。在和平年代，给予基层官兵更好的健康医疗保障远比给予金钱更重要。在上述这些"僻静"的军事单位出现严重的训练创伤时，REBOA 同样会成为连接生命与后方手术室之间的重要桥梁。

随着时间的推移和经验增加，REBOA 的使用将变得更加方便和便携。这些进步可能会使 EVTM 和 REBOA 在治疗重伤员（无论是民用环境还是军事环境）方面得到进一步发展。在后续阶段，研究者还需要克服其他挑战：包括如何判断哪些患者在这些环境中能够受益于 REBOA，建立一套在民用和军事创伤中心能够统一使用的 REBOA 合理化方案和流程，进而确定采用该技术的适当时机、方式选择和所需培训。

三、入院后围手术期场景

由于 REBOA 的"桥梁"作用，除了在创伤现场及军事环境下，在医院急诊接诊，直到患者到达手术室、切开皮肤、找到并结扎目标动脉、恢复患者血压之前，都需要医生运用自己的知识和技术，努力维持患者的基础生命血压，保证患者能够耐受手术及术后恢复。对于到达医院后，血压仍旧难以维持的严重休克患者，应用 REBOA 都是可能有益的。甚至有些复杂的择期或限期手术造成的术中及术后大出血，经过手术医生的判断评估，也是可以应用 REBOA 进行紧急救治的。

例如，高速汽车碰撞造成钝性创伤的患者最初很有可能被送往就近的创伤中心，这些中心具备基础救治能力，但是没有随时待命的创伤外科医生、介入放射科医生或血管外科医生，可能无法进行损伤控制性手术。对于需转移至更高级别救治中心以进行最终处理的不稳定性骨盆骨折合并失血性休克的患者（高速车祸常见伤情），急诊医生需要为该患者熟练地置入超声引导的导引导管和 REBOA 球囊，既可用于暂时止血，维持患者血压，也可方便使用血液产品复苏，然后转运患者。这需要由受过相关培训的有经验的急诊医生完成。当患者第一时间前往不具备手术救治能力的医疗机构而需要大量时间转运时，最早接诊医院急诊室的 REBOA 是可以挽救生命的。即使是第一时间到达了具备手术条件的医疗机构，从急诊室到手术室的路程（等电梯时间、手术室消毒、准备手术器械和人员）、手术本身开始到找到目标血管都需要时间，患者的血压持续下降，失血情况可能不允许耽搁，在无法大量缩短院内转运时间的情况下，有效止血抗休克是唯一的解决办法，也是患者围手术期术前准备的重要程序之一，REBOA 的应用在此时同样是必要的。综上所述，急诊医生熟练掌握 REBOA 技术是十分必要的。

床旁超声检查和辅助对于急诊 REBOA 的应用十分重要，其重要性远不止于创伤重点超声评估（FAST）。超声可帮助急诊外科医生判断患者是否需要进行 REBOA，毕竟主动脉阻断操作本身存在风险和相关并发症，急诊医生能够使用超声检查胸部脏器和血管损伤情况，这部分损伤可能会是 REBOA 的禁忌证，超声可以容易地识别心包积液、血胸、肺挫伤或出血，并用于发现可能存在胸主动脉和腹主动脉损伤的迹象，如胸腔腹腔内积液、动脉破损像、腹膜后不规则肿块（血肿）、主动脉前方有 10 mm 以上的低回声影像等。而且，超声可以帮助急诊医生快速准确地建立 REBOA 所需的血管通路，并确认 REBOA 器械的放置位置，其便携性使得该技术可以跟随医生，使其在急诊室、院前和战场环境中都能够应用。另外，患者危急的病情或其他因素（CT 检查室在被占用、路程遥远等）通常不能允许将重症患者从急诊区运送至放射科行进一步 CT 检查，因此超声这种能够在床旁使用的诊断方法就显得异常宝贵。

第二节 · 在资源有限的情况下实施 EVTM

在器械设备条件充足、经验丰富的高级急诊救治中心，EVTM 可以很容易实现。团队中的每一个人都熟悉腔内技术，知道自己的职责所在，能够很顺畅地配合，以实现最佳的救治效果。在这样的救治条件下，如锁骨下动脉撕裂、腹主动脉瘤破裂等情况，可以在放置覆膜支架后实现完全治愈，无须大切口的创伤性手术。

然而在现实中，患者在受伤后，很可能距离高级急诊救治中心较远，无法在未经止血、维持生命体征等治疗的情况下耐受长途运送，而被首先送至就近的医疗中心。这里没有足够的覆膜支架、导管、弹簧圈等现成设备、器械，但患者的血压急速下降、呼吸和心率也出现严重异常，无法耐受再次后送或等待器械运达，那么，急救医生该如何展开救治呢？根据初步评估显示，很明显，过度的开放性近端动脉控制会对受伤患者造成额外损伤。如果希望改变开放性创伤手术的惯常做法，而尝试实施 EVTM。需要什么条件呢？

（1）为患者提供最佳急救的意愿。

（2）具备开放性和血管腔内手术的操作基础和适当培训。

（3）荧光透视检查（任何移动式 C 臂机）。

（4）必要的器械（球囊、导丝导管等）。

第一个条件毋庸置疑。术者完全可以遵循医院既往的救治标准和建议，不必"冒险"，轻松地说 EVTM 不适用。但是有些患者能很好地耐受大切口手术，有些则不能。这需要准确的术前评估、足够的信心和胆量、娴熟的开放和腔内手术技术，最好是受过相应的

EVTM 培训（在本书相应章节已有所介绍）。

如果急救中心没有 DSA 等透视设备，那么 EVTM 操作可能仅限于 REBOA（具体方法见本书相应章节）。对于其他腔内手术，则必须使用透视设备。虽然在超声引导下也可以看清楚导丝和导管，但很难将其准确导入目标血管，这需要非常丰富的经验和技术。

根据手术目的，可以粗略地将 EVTM 技术分为两类："阻断""闭合"手术和"开通"手术。第一类手术有很多种方式，也相对容易；而设备的缺乏限制了第二类手术。毕竟，建设比破坏要困难很多。"阻断"手术是指任何类型的栓塞。目前临床和市场中可获得并使用的栓塞材料有很多，如弹簧圈、生物蛋白胶等，但通常价格不菲。这种手术的唯一目的是以某种方式阻断损伤的目标血管，从而实现止血。

一、自制弹簧圈栓塞

经过在资源受限情况下的不断尝试，国外的急救中心得到了许多宝贵的经验，其中，对于小动脉的出血，甚至可以用标准导丝制备临时弹簧圈。虽然不推荐，但也许有一天你会在杂交手术室中用完现存的弹簧圈。

简要制作过程：制备过程需要使用酒精灯。首先从导丝上取下内芯后，使用外部剩余部分制作弹簧圈。将导丝剩余柔软部分绕在消毒好的无菌螺钉上，使用酒精灯加热几分钟。当导丝冷却后，按照手术需要将其切成若干段备用。在将弹簧圈引入导管前，把导丝内芯线穿入弹簧圈可以拉直弹簧圈（图 7-1）。

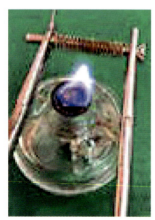 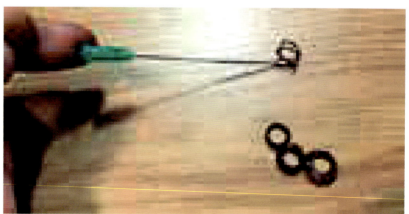

图 7-1 · 制作简易弹簧圈

二、资源受限情况下的液体栓塞

资源不足时的液体栓塞，常见的方法是使用明胶海绵或止血粉，甚至是黏合皮肤伤口用的 2-丁基-2-氰基丙烯酸酯组织胶水（N-butyl-2-cyanoacrylate，NBCA），这种方式要便宜得多。

1. 明胶海绵（gelatin sponge, GS）

明胶海绵可能是目前全球最常见的栓塞材料（图7-2）。特别是在外伤患者中，术者可以快速准备和栓塞，且价格便宜。GS是一种临时栓塞剂，其放置比弹簧圈更容易和更快，且比液体栓塞剂如NBCA或生物蛋白胶更容易控制。GS尤其适用于骨盆骨折和内脏损伤（无AV分流），通过诊断导管选择性地注射GS可暂时阻断目标血管，在严重盆腔出血、脾损伤、动脉分支出血等情况的止血效果良好。使用前，需要"想尽办法"将GS在约1:1配制的造影剂盐水复合物中"溶解"。其体积取决于所用GS的量。GS溶液的制备方法主要有2种：切割法和泵送法。

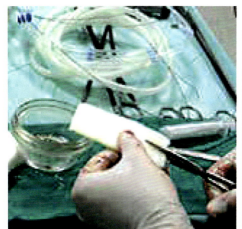 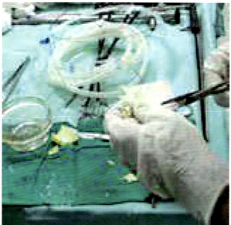

图 7-2 · 使用明胶海绵制作栓塞材料

（1）切割法：可以制作任何尺寸的GS碎片，但这可能需要花费较多的时间，大约5分钟。通常将GS立方体切成2层或3层，然后压平，用剪刀剪成0.5～2 mm的正方形。将GS颗粒浸入1:1的生理盐水和造影剂复合液中"溶解"。如果GS颗粒尺寸过小，将需要更多的GS注射体积，且过小的颗粒会在注射后迁移得更远，可能导致过度栓塞，使健康组织缺血坏死，如臀肌坏死。

（2）泵送法：可以在更短时间（1分钟左右）内完成任务。首先需要将GS立方体切成两半，然后将其浸入造影剂中并挤压以排出空气（将其翻转，再做一遍），耗时约20秒，之后GS立方体会变成"软果冻"性状。将10 mL带锁注射器拔出柱塞，然后从后侧将"果冻状"的GS立方体放入注射器中。用造影剂（或50%稀释的造影剂）填充注射器至最多5 mL。使用三通停止旋塞和5 mL或10 mL注射器，泵入"果冻"并粉碎成颗粒。目前的经验是，如果使用4 Fr或5 Fr导管泵注，则可以分5次泵送，微导管则采用20次泵送（一次往复计为2次泵送）。

2. 组织胶水

2-丁基-2-氰基丙烯酸酯（NBCA）是最初的"超级胶水"，被批准用于皮肤伤口的黏合，在 EVTM 中，也可以是一种永久性栓塞剂。其与碘油（脂质造影剂）复合后注射到血管中，即使在患者凝血功能障碍的情况下也可以实现血管的栓塞，因为其栓塞能力与凝血状态无关。

在实际使用中，可以根据需要增加复合液中的碘油比例来延长其反应时间，这样可以栓塞得更远且更慢。其会顺流而下并堵塞出血点，这对凝血功能障碍的患者而言是很好的工具，且对某些医疗中心的损伤控制治疗至关重要。其缺点也显而易见：很难控制栓塞区域和长度。为清晰显现治疗范围，注射期间使用 DSA 透视能够有助于确定何时停止注射。

使用时，术者需要 NBCA、碘油和 5% 葡萄糖。切下 NBCA 瓶的塑料端头，然后使用 2.5 mL 注射器吸出其中的蓝色胶水（0.5 mL NBCA）。将碘油置于 20 mL 注射器中，根据所需的适当体积，通过三通旋塞制备复合溶液（通常制备 1 : 4 NBCA/碘油，则注射 2 mL 碘油）。

事前准备的"NBCA 单元包"将在紧急情况下为术者提供帮助。该单元包应包含 1 mL 注射器（用于最终注射）、2.5 mL 注射器（用于首先注射 NBCA，然后注射葡萄糖）、5 mL 锁定注射器（用于碘油和复合）、20 mL 锁定注射器（用于葡萄糖）、18 号针头（用于葡萄糖和碘油）、三通旋塞（用于复合和注射）以及通常用于血管栓塞的注射器组（如 10 mL 锁定、5 mL 锁定、2.5 mL 锁定）。

3. 其他方式

止血粉只需用生理盐水和造影剂的复合液稀释即可。另外，在进行血管造影时，术者肯定会从导管中取出一些血液，当其凝固时可使用这些无菌血凝块栓塞出血源，能够提供即时但暂时的出血控制，这是在大多数情况下需要的（至少在运送至另一家医院前需要）。另一种廉价的栓塞材料为缝合材料。只需将一小段外科缝线放入导管轴并用注射器推动即可。

综上所述，对患者的出血部位进行栓塞，只需将血管造影导管插入目标动脉即可。那么，栓塞需要一些导管才能进行。导管类型取决于血管和个体解剖结构。有很多不同类型的导管，但大多数情况下只需要一些就够了：这些导管之间的区别在于端头，这取决于术者的操作经验和习惯。但如果当前只有一个导管，我们可以利用沸腾的水壶，使导管头端在蒸汽上方软化，并根据需要对其进行重塑。你可以对导丝头端做同样的事情，这不需要蒸汽，只需一根普通的针并用手指调整针尖，以便更好地进行操作。

三、开通手术的辅助

当然，你不能以上述方式栓塞损伤的动脉，这种情况必须使用"开通"手术而非

"闭合"手术。当没有可用于最终出血控制的覆膜支架时,如果在血管造影中未看到血流,则可使用任何廉价的非顺应性 PTA 球囊进行近端动脉的控制(图 7-3),或者如果导丝已穿过病变区域,则在受伤区域内进行局部控制(图 7-4)。通常我们使用带压力计的充气装置对 PTA 球囊进行扩张,当不具备时,只需缓慢地扩张阻断血管,并使用带三通旋塞的标准注射器也能实现同样效果。当实现近端控制后,可以直接开放手术进入血肿区域进行修复。

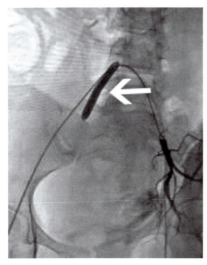
图 7-3 · 球囊扩张

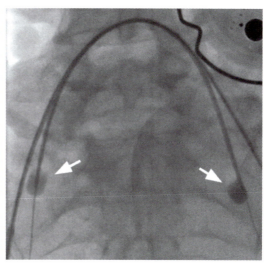
图 7-4 · 球囊跨越损伤区域

或者,如果患者生命体征严重不稳定或需要转诊到其他医院,术者甚至可将扩张的球囊留在原位以控制血管内损伤。该技术可用于大多数穿透性动脉创伤。顺行股动脉穿刺可控制大多数肢体动脉病变。在动脉重建结束时,可通过股动脉中置入的鞘管进行完整血管造影。

上述方式是在资源严重不足时采取的"权宜之计",不应作为正常情况下的常规操作。但是,掌握一些"应急策略"可以帮助一些急诊医生挽救患者的生命。

第三节 · 重症监护室中 REBOA 患者的处理

经过 REBOA 救治后的患者离开杂交手术室后,大多数需要被送往重症监护室进一步治疗和监护。如果幸运,手术室内的救治进展顺利,送至重症监护室时患者的 REBOA 球囊已回缩甚至拔除。但如果患者情况并不乐观,生命体征仍旧紊乱,REBOA 球囊仍在体内,甚至处于"充盈"状态。此时,应该如何处理呢?很遗憾,目前 REBOA 的经验十分有限，尤其对于这种情况的研究和报道更是少之又少。而且，患者已经处在 ICU 中，因突发循环衰竭（不仅在创伤中）而置入 REBOA 的经验也有限。因此，既往的经验对于如何处理重症监护室的 REBOA 术后患者并无具体指导价值。但是，我们可以尝试从外伤患者术后处理以及经过血管疾病手术患者的术后处理中推断出一些结论。

一、可能面临的情况和问题

就像所有血管外科医生都熟悉的破裂腹主动脉瘤患者，即使其术后第一天状态良好，也不能掉以轻心。必须按照流程将 REBOA 术后的患者留在 ICU 进一步观察和治疗，以确保包括代谢问题在内的所有问题都已解决，否则很可能第二天就可能会出现意想不到的灾难。

患者到达重症监护室后，可能会出现体温下降、代谢性酸中毒、凝血功能障碍、依赖血管活性药物、肾功能衰竭、无尿等一系列可能引起严重后果的术后并发症。另外，严重创伤患者还会合并其他原有的相关损伤，这些损伤在急诊可能尚未得到充分评估或解决。

1. 能够预期的并发症

REBOA 的设计原理本身就会引起远端局部缺血，其对机体的损害程度与球囊扩张的完整程度（pREBOA）和持续时间（iREBOA）有关。远端缺血后恢复灌注，便会出现缺血再灌注后综合征，引起一系列后续损伤。严重的创伤、手术或者感染均可能导致全身炎症反应综合征（后面章节会详述）。如果发现或治疗不及时，可能会导致严重后果。

另外，腔内治疗本身可能存在的并发症还包括操作部位出血、远端血管夹层缺血、血栓形成等。这些并发症虽然不会直接威胁患者生命，但必将严重影响患者的预后和生活质量。

2. 合并的其他相关损伤

严重的创伤患者，尤其是年龄较大、多发创伤、复合损伤的患者，其可能存在骨折、软组织挫伤感染等合并损伤情况，甚至包括骨盆骨折出血、心肺功能受损、呼吸道损伤、肝脾等血窦器官损伤、胃肠道等空腔脏器损伤等严重情况。在经过 REBOA 治疗维持血压后，这些损伤可能会引起患者血压波动、呼吸困难、二次出血、胸腹腔感染等，严重影响预后。

二、重症监护室的处理

1. "二次"检查评估

需要急诊医生使用 REBOA 救治的患者，通常由于情况紧急无法完整评估，甚至未完成"初步调查"。对于常规的基于生命体征的评估模式，这些患者往往仅进行了循环方面（出血、血压）的评估和治疗。这显然是不够的，"漏诊"可能使后续的治疗忽略重要的合并损伤，引起严重后果。但是由于患者血压已经无法维持生命，我们不能要求在 REBOA 救治之前进行仔细评估。因此，在患者到达重症监护室并确认生命体征稳定后，必须立即接受彻底的二次检查，甚至进行三次检查。后续检查可能涉及 CT 或磁共振等高级影像学辅助，这些需要在确定患者血流动力学和代谢状态稳定后才能进行。其原则是：尽早对患者进行彻底检查，以确定需要紧急治疗的其他损伤。

2. 积极复苏

即便麻醉和手术团队在前期已经做得非常好，患者依旧需要进一步复苏，偿还"缺血性债务"，摆脱对血管活性药物的依赖、进一步稳定生命体征。REBOA 阻断的总时间以及定位（Ⅰ区、Ⅲ区，抑或是危险的Ⅱ区）对于后续的复苏治疗至关重要。因此，在麻醉和手术团队进入重症监护室与监护室的医疗团队进行患者交接时，除手术细节和术中生命体征情况外，还必须包括有关 REBOA 球囊所处的位置、何时扩张和收缩、远端缺血时间、是否存在部分阻断或间歇性阻断（pREBOA、iREBOA）的信息。

复苏质量是决定患者最终治疗结果的关键因素。这尤其适用于到达 ICU 后球囊仍充盈的情况，后续球囊收缩和拔除将导致血容量重新分配，除非患者已很好地复苏，否则将导致灾难性的血流动力学变化。球囊收缩处理十分重要。

即使球囊已经成功回缩，患者仍可能需要持续复苏。暂时的血流动力学稳定并不意味着患者状况良好。监护室团队的主要处理是尽快逆转体温过低、酸中毒和凝血功能障碍并逐步停用血管活性药物。复苏治疗的终点是患者恢复正常体温、正常的微环境（电解质、酸碱度和乳酸水平等）和凝血功能、彻底停用血管活性药物后血压平稳，并且尿量正常、下肢血供"正常"。

要实现上述复苏目的，通常需要输入很多血液制品。但是要牢记，血红蛋白浓度的正常并不是复苏追求的标准——尽管有大量失血，但血液浓缩后，血红蛋白水平也可能是正常的。面对持续性代谢紊乱，应使用包含红细胞、血浆、血小板和冷凝蛋白质的液体进行复苏，且越快越好，因为长时间的低血容量休克会加剧全身炎症反应。应尽量减少使用合成胶体溶液。这些液体会导致高氯血症，从而导致代谢性酸中毒和血液稀释。

为了尽快输注，到达重症监护室后可能需要建立额外的静脉通路。实现此目标的最简单方法通常是在锁骨下或颈内静脉中直接置入中心静脉置管，情况紧急时也可以使用 Cordis 导管抑或股静脉导引鞘，并在稍后用中心静脉置管替换。

在复苏过程中，应密切注意电解质异常。其中，低钙血症是常见的，可对心肌收缩力和血管反应性产生深远影响，应及时纠正。使用血液制品、患者本身存在的急性肾损伤或细胞内钾的释放，可能导致高钾血症。酸中毒也可能引起高钾血症。因此，应定期检查血清钾浓度，必要时用胰岛素和肾脏替代疗法进行治疗。另外，应注意保暖，尤其是经历过缺血的下肢，预防体温过低，如果体温已经过低，应主动治疗。

3. 严密监测

到达重症监护室后，患者并没有完全"安全"，还存在许多可能的并发症，因此，严密的监测十分必要。但是，除非合并有心肺疾病或血流动力学严重紊乱，否则不需要复杂的心血管监测。

患者在常规情况下，应有一条动脉通路，用于持续监测血压和监测动脉血气结果。有一些动脉入路鞘管将允许压力传导。患者还应具有可靠的静脉通路，这通常意味着一条或多条中心静脉置管（图7-5）。但这些通路主要用于输液，也可以用于测量中心静脉压，但是其指标对重症患者的评估作用比较局限。

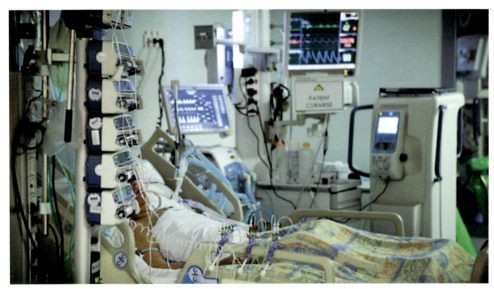

图7-5·救命球囊抢救后的监护措施

当考虑患者存在心脏功能障碍时，无论是慢性还是因损伤或复苏过度（过度输液）引起的，最佳的评估方法均是使用床旁超声来量化心脏的前负荷和其收缩性。对于腹腔大出血（创伤或腹主动脉瘤破裂导致）的患者，应预防其术后出现腹部高压和腹腔间室综合征，因此使用Foley压力计监测膀胱内压力十分必要。

另外，监护室医生还需考虑许多其他问题，包括是否需要使用抗生素、应用腔内器械同时进行血管开通（支架置入）和闭合（栓塞）后是否需要抗凝治疗、消化道穿孔与全身炎症的治疗、腔内治疗后的靶器官血供如何、是否存在器官功能衰竭的预兆、缺血后的下肢血供如何等。考虑并解决这些问题不仅限于治疗接受过REBOA或其他EVTM治疗的患者，也适用于所有严重创伤和出血性休克的患者。

最后应提醒每一位监护室医生，暂时的稳定不是安全，只有彻底复苏才是治疗的终点。

参考文献

[1] 赵玉华, 陈兰芳, 姚炜, 等. 腹部及小器官血管超声三维重建的初步探讨 [J]. 中华超声影像学杂志, 2000, 009 (008): 507-508.

[2] 卢加发, 舒敏, 吴京兰, 等. 胸腹部创伤患者在院前行创伤超声重点评估的可行性 [J]. 中华急诊医学杂志, 2020, 29 (11): 1471-1475.

[3] Mazur S M, Pearce A, Alfred S, et al. The F.A.S.T.E.R. trial. Focused assessment by sonography in trauma during emergency retrieval: a feasibility study [J]. Injury-international Journal of the Care of the Injured, 2008, 39 (5): 512-518.

[4] Ogura T, Lefor A K, Nakamura M, et al. Ultrasound-guided resuscitative endovascular balloon occlusion of the aorta in the resuscitation area [J]. Journal of Emergency Medicine, 2017: 715.

[5] Brown J B, Chaudery M, Chaudery M, et al. Can contrast-enhanced ultrasonography improve Zone Ⅲ REBOA placement for prehospital care? [J]. Journal of Trauma and Acute Care Surgery, 2016, 80 (1): 89.

[6] Gamberini E, Coccolini F, Tamagnini B, et al. Resuscitative endovascular balloon occlusion of the aorta in trauma: a systematic review of the literature [J]. World Journal of Emergency Surgery, 2017, 12 (1): 42.

第八章
REBOA 的并发症及思考

在顺利"跨过"REBOA 这座桥，完成损伤控制性手术，彻底止血后，对于这名患者的治疗就完全结束了吗？前文已经充分说明：对于严重的创伤性失血休克、需要院前放置 REBOA 的患者来说，阻断主动脉维持血压、控制出血甚至拔除 REBOA 球囊后，救治流程还远未结束。

REBOA 作为腔内治疗手段是 EVTM 的重要组成部分，在其操作过程中可能对患者的血管造成创伤（如内壁损伤、撕裂等）。术者应谨记：虽然属于微创，但穿刺血管仍旧是有创操作，会破坏原有解剖结构，尤其在严重的创伤情况下，其基础创伤往往难以预计。其血管损伤情况需要术中及术后仔细排查和处理，防止血管穿孔、动脉夹层和假性动脉瘤的发生；患者血容量不足、血管空虚，血管腔可能已经堵塞，而且 REBOA 所用较大鞘管阻碍了有限的血流，一旦"感觉"穿刺动脉无血流，应立即排除血栓形成或夹层可能，必要时应及时开放探查。由于 REBOA 的阻断程度（完全性阻断或间歇性阻断、部分阻断）、时间和节段部位对于患者后期恢复和并发症的发生非常关键，因此，整个治疗过程中，准确、详细地记录球囊扩张和回缩的时间、阻断后的缺血时间、是否存在 iREBOA 或 pREBOA 以及球囊具体阻断部位等信息非常重要。这些重要信息可以指导术者在 REBOA 术后制订进一步治疗方案以及评估患者预后。这需要麻醉团队和手术医生的密切配合。

一、REBOA 术后并发症

在经历了严重创伤后失血性休克、重大手术的术中意外出血、REBOA 球囊因意外失血而再次扩张止血后，患者成功到达重症监护室。由于 REBOA 球囊刚刚回缩，患者有限的血容量被重新分配，引发血流动力学重大变化，此时，患者虽然恢复远端血供，但是需要偿还之前 REBOA 复苏时欠下的"缺血性债务"。这个过程可能会出现体温下降、代谢性酸中毒、凝血功能障碍、血管活性药物依赖、少尿甚至无尿等情况，同时还合并尚未得到充分评估或解决的复合损伤。这些情况中的每一种都可能是致命的，需要医生在手术结束之后，继续关注并有效治疗。患者需要"持续"复苏。换言之，术后在血管活性药物支持下暂时的血流动力学稳定并不意味着患者状况良好。当务之急是尽快逆转可能或已经发生的体温过低、酸中毒和凝血功能障碍，并尽早停用血管活性药物。复苏的终点应该是患者达到正常体温、纠正酸碱平衡、维持正常的乳酸水平和凝血状态、在未输注血管活性药物时保持血压稳定，同时尿量恢复正常，双侧下肢血供保持正常（足背动脉和胫后动脉搏动）。另外，应该尽量补充足量的血液制品而不单单是其他液体，避免使用过量胶体液导致血液稀释或高氯血症等，必要时应给予缓冲液（碳酸氢盐）。

另外，需要重视的严重并发症还包括：腹腔间室综合征、再灌注后综合征、全身炎症反应综合征、继发性肾功能衰竭等。术者应始终牢记，对于REBOA术后的患者，手术成功不是终点，使患者健康出院才是真正的治疗结束。应谨慎预防和积极处理以下并发症。

1. 腹腔间室综合征（abdominal compartment syndrome，ACS）

REBOA球囊扩张止血期间造成主动脉远端严重缺血，引起腹腔脏器一系列症状，腹腔间室综合征是其中比较棘手的一项并发症。各种因素造成的患者腹内压超过12 mmHg即为腹压增高，可能是受到体位、疼痛或其他原因影响。而当患者腹压升高超过20～24 mmHg和（或）伴有多器官功能衰竭（multiple organ failure，MOF）症状，如尿量减少，即定义为腹腔间室综合征。脏器及重要组织严重缺血，会导致水肿、渗出，后期复通主动脉后造成的缺血再灌注损伤会加重水肿情况，这些因素都会造成腹腔压力的增高，引发ACS。对于ACS，最好的治疗方案是早发现、早治疗，使用Foley压力计监测膀胱内压力是目前反映腹腔压力的最好方法（图8-1）。在发现ACS后，要采用不同方法进行积极治疗以降低腹压，必要时行手术减压治疗。如果不采取积极措施及时降低腹压，改善ACS，患者很可能会因此死亡。

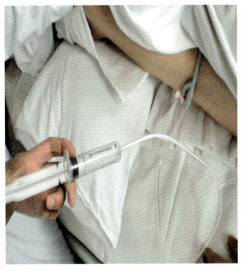 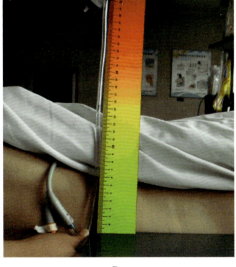

A　　　　　　　　　　　　　B

图8-1 · **水柱法测量膀胱内压**

A.患者取仰卧位，排空尿液后向膀胱注入25 mL生理盐水；B.以腋中线为基准，在患者呼气末测量水柱高度

2. 再灌注后综合征（post-reperfusion syndrome）

REBOA 的设计本身就会在使用的时候引起局部甚至整个下半身缺血，其缺血损害程度与球囊完整扩张程度和持续时间成正比。组织缺血导致细胞内能量储备耗尽，当灌注恢复时，便会出现再灌注后综合征，涉及一系列后续损伤，包括白细胞和血小板活化和黏附、炎症介质生成、钙离子流入细胞、细胞膜上的离子泵破坏、氧自由基生成和细胞死亡。临床上，该综合征最常见的表现为组织水肿，会进一步加剧血容量的耗竭，肌红蛋白、钾、乳酸和微血栓被冲出体循环，加剧高钾血症和低钙血症，进而引起横纹肌溶解和肾功能衰竭、ACS 和心律失常。所有这些并发症都必须预先考虑并积极治疗。但当再灌注后综合征的后遗症与失血性休克、灌注不足症状叠加时，则难以识别。特别是发生急性肾损伤时，不可能去重点纠正代谢性酸中毒。应对这种情况需要医生具有丰富的经验和成熟的判断。

研究表明，在 REBOA 撤出后的 1 小时左右，患者即会迎来再灌注损伤，外科医生应该与麻醉医生及时沟通，积极预防再灌注损伤造成的高血钾、心律失常等危险。

3. 全身炎症反应综合征（systemic inflammatory response syndrome，SIRS）

严重休克患者经历了创伤、REBOA 操作、手术和再灌注后综合征，这些都会导致全身炎症反应。SIRS 最初于 1991 年在美国胸科医生学会 / 重症监护医学共识会议上定义。目前最新的研究认为，SIRS 是一种生理状态，而非单纯诊断，最好的治疗是解决造成 SIRS 的直接原因。另外，SIRS 还是一项很有价值的评估指标，其持续时间和是否被有效治疗可以在一定程度上反映患者的预后。

4. 继发性肾功能衰竭

许多接受 REBOA 治疗的患者会因缺血（Ⅰ区球囊阻断或出血相关低血压引起）造成肾前性肾功能衰竭，引起急性肾小管坏死，还可能会因使用造影剂而加剧。急性肾损伤引起的代谢紊乱将使休克的评估、液体复苏处理复杂化。与单纯低灌注引起的乳酸酸中毒不同，继发性肾功能衰竭会导致非乳酸代谢性酸中毒，乳酸水平测定可能有助于区分这两种情况。无尿和高钾血症将需要肾脏替代疗法，与其他情况一样，严重休克患者的透析方式选择可能并不重要。

5. REBOA阻断球囊定位在Ⅱ区（内脏分支区）

手术操作条件所限或操作技术问题导致阻断球囊非主动脉的错误定位在主动脉Ⅱ区（特殊情况下，术者主动将球囊定位于该区域，可以根据经验和实际情况调整阻断时间和球囊大小，尽可能减少损害），会对肠系膜上动脉、肾动脉等重要内脏动脉造成影响，导致分支区脏器血供减少、血管受损。最常见的危害是分支动脉的血栓形成，造成后期复通动脉后脏器功能无法恢复。

6. 压力性脑出血（脑部高灌注）

阻断球囊定位在Ⅰ区近端，且完全释放阻断，可能会造成主动脉近端压力升高，即脑供血动脉压力升高，合并早期失血造成的凝血功能异常，进而导致脑出血。这种情况合并全身创伤、失血，往往加重病情，但是因为患者已经处于休克状态，不会出现脑出血常见的临床反应，很难及时发现，因此一旦把球囊放置在主动脉Ⅰ区近端，需要随时观察患者生命体征，发现情况尽快处理。基于此，我们建议尽量采用 pREBOA。

7. 腔内治疗的相关并发症

由于腔内操作的特殊性和 REBOA 止血的原理，可能会产生一系列术中及术后并发症。最常见的是由紧急操作造成的穿刺点出血、假性动脉瘤、动脉夹层等。REBOA 会完全或部分阻断主动脉，造成阻断远端严重缺血，合并患者原发的创伤因素，血栓发生率极高。当入路血管（通常是股动脉）血流突然减少，要想到相关动脉夹层和继发血栓的可能性，尤其是在受损伤动脉远端，血流量锐减，血管几乎变成"空的"，血管腔"闭塞"了一段时间，是血栓的高发区，在 REBOA 操作时，尤其是退出球囊时，要注意避免血栓脱落造成远端血管堵塞等严重并发症。因此，在术中和术后要按时监测远端血供情况，必要时应开放探查。

8. 心肌损伤

最新研究显示，当 REBOA 近端血压升高，尤其是进行Ⅰ区阻断时，患者的肌钙蛋白会明显升高，并随着阻断时间的增加进一步升高。这项结果提示，REBOA 术后发生的严重并发症，可能部分由心源性因素导致，因此，在 REBOA 术后的恢复阶段，保护心肌、纠正之前造成的损伤，十分重要。

9. 其他影响

随着 REBOA 阻断时间的延长，患者体内乳酸、氧合指数等指标也发生明显变化。乳酸随着阻断时间的延长明显升高，而氧合指数则是随之明显下降。这些结果均提示患者的内环境和各项功能随着主动脉阻断时间的延长而出现明显恶化，需要解除阻断后进行针对性再次复苏。

另外，除上面概述的可能并发症外，REBOA 球囊的长期阻断可能造成其远端器官的缺血，包括肝脏、肾脏、肠道等，引起相应器官功能衰竭，严重的会造成难以纠正的内环境紊乱甚至器官坏死。术后要确定一系列问题：肠系膜上动脉是否正常；髂动脉及下肢动脉血供如何；穿刺点的敷料如何。

同时，我们建议在任何腔内和杂交手术后都应该重新评估患者。有时腔内微创手术可能会导致"看不见"的问题，需要医生始终保持高度警惕，具备丰富的临床经验。

二、REBOA 的思考

由于引入了腔内技术进行止血，建立动脉入路就成为针对急性危重创伤性失血休克患者的必要操作。但是建立血管通路本身是有创的，在创伤初始阶段实施的每个有创操作均有一定风险，可能造成包括出血、动脉夹层和血栓形成等。但当患者出现失血性休克时，风险-受益的权衡要求医生采取快速和直接干预。如上所述，股动脉入路可以提供一个平台，进而处理一些最具挑战性的损伤。因此，传统的创伤后生命支持"ABCDE"可以增加为"AABCDE"（开放气道的同时建立血管通路、呼吸、循环等）。切记在建立通路后，维持血管通路的通畅，术后及时撤出导丝、导管等腔内器械。有些专家建议在使用了REBOA的损伤控制手术术后应严格监测患者远端肢体状态、全身状态、所有手术伤口、腹内压情况，根据情况变化进行相应的治疗。甚至在最初24小时内，每小时都会检查一次下肢血供情况。对这类患者进行不同类型的抗凝治疗可能有益，但应因人而异。

腔内手术技术之前多用于治疗非紧急的年龄相关性疾病（动脉硬化闭塞等）或一些特定的血管病变（主动脉夹层、动脉瘤、血栓形成、动脉栓塞、动脉狭窄等）。腔内治疗是非直视手术，虽然优势明显，但其操作有一定局限性，由于创伤本身的复杂性、多变性，以往较少用于创伤领域。随着腔内技术的不断发展和普及，其在抗休克、止血方面表现出明显的特殊优势，使得REBOA在主动脉相关的创伤性休克失血救治方面有了用武之地，作为早期复苏和临时止血处理，增加了患者对休克和失血的耐受性，保证了手术的安全和成功率。

但由于腔内操作本身的特殊性，REBOA又有很多限制。腔内器具种类繁杂，而且发展迅速，手术医生需要掌握血管通路的建立、REBOA操作流程、主动脉分支的超选、栓塞和支架置入等，需要丰富的临床经验。而且常规腔内器具的研发目的是治疗常见的非紧急血管外科相关疾病，多适用于相对充盈的血管环境，而创伤情况复杂，入路血管可能由于缺血或创伤，已经闭塞或极度狭窄，难以常规操作，这也是其术后并发症复杂、凶险的重要原因。

因此，为了减少由操作时间过长、器械副损伤造成的并发症，依照前文描述形成属于REBOA自己的专属套件及工具箱就十分必要。根据之前描述的REBOA流程和原理，选择你认为能够实现建立血管通路和主动脉球囊阻断的工具，包括导丝、导管、鞘管、球囊等，并在急诊、手术室等重要位置固定存放，保持始终能够方便使用。这里建议准备出多余的几套器械，患者可能需要建立多个血管通路，同时进行腔内操作。器具准备的原则是医生尽量选择自己能够熟练操作的工具，时间是抗休克救治的关键。

腔内手术是非直视的操作，腔内器具的使用十分依赖影像学辅助，最常用的是DSA辅助，部分中心可以开展超声引导下的操作。对于紧急状况下的创伤性失血性休克的救治，这些辅助的影像学手段可能并不具备，这给REBOA的现场操作带来一定困扰。有报道显示，部分经验丰富的术者，能够在不具备相应辅助的情况下，根据经验和对患者外部标志的测量，估算出导管进入的长度，完成REBOA的操作。但是目前，我们不鼓励在常规情况下进行全盲操作，但是随着器械的进步，这一目标不难实现：我中心现已初步完成不依赖影像学辅助的REBOA球囊的设计和研究工作。

一定要时刻牢记，REBOA 只是姑息性的抗休克止血手段，绝不是最终治疗方法，而且其可能的并发症所引发的后果往往是致命性的。因此，在预估操作困难或多次操作失败的情况下，要兼顾转运和操作的收益比，不能因为进行 REBOA 操作，而影响患者的转运。这个矛盾，需要术者丰富的经验进行取舍。

除 REBOA 以外，目前常见的应用于院前止血的技术还包括：腹盆股结合部止血带、体外近端腹主动脉压迫术等，这些器械和技术各有优缺点，术者要结合患者实际情况和现有救治技术、设备，综合应用，提高救治效率。

开展和使用 REBOA，需要进行系统的器具研发和技术培训，总结既往经验，避免并克服并发症，将创伤性失血的救治的流程和器具规范化，寻求更大的获益。目前 REBOA 的相关研究有以下一些趋势。

1. 适应证不断扩展

REBOA 没有公认的准确适用范围。但是，在明确头颈部创伤和可疑胸腔主动脉近端损伤的情况下，严禁使用主动脉球囊阻断，在目前院前和战场急救中已经得到共识。因为一旦充盈球囊（阻断的位置位于损伤主动脉的远端），阻断主动脉会增加近端损伤主动脉的血压，加重创伤失血，造成严重的致命后果。以往认为，胸部钝性损伤同样是 REBOA 的相对禁忌证，主动脉阻断可能会造成阻断近端的出血加重，加重肺挫裂伤。然而，多发伤的患者很难在院前和战场情况下明确有无头颈部或躯干近端的损伤，这些部位潜在的损伤严重制约了 REBOA 的使用。不过，在最新的一项钝性肺损伤合并失血性休克动物模型实验中，研究者们发现，由于钝性胸部外伤的存在，给予 I 区阻断后，实验组（失血性休克合并肺损伤）的阻断主动脉近端血压提升作用明显低于对照组（单纯失血性休克），但是两组之间的乳酸、氧合指数等复苏指标没有明显差异，表明这类患者接受 REBOA 并不会影响复苏效果。而且，实验组 CT 提示，肺挫裂伤的动物不会因主动脉阻断而发生挫裂伤范围的扩大和密度的变化。该实验对创伤患者的抗休克治疗意义重大，因为在实际临床工作中，难以快速确认多发伤患者是否合并胸部钝性损伤，而这项研究结果表明，REBOA 对创伤性休克的救治适应证有望进一步扩大，这可能使得 REBOA 的使用适应证出现乐观的变化。

2. 院前应用的需求迫切

REBOA 发明的初衷是针对战场环境中出现的战伤相关性休克进行治疗，由于其独特、高效的作用，逐渐在普通民用方面崭露头角，尤其是手术室和急诊室的使用。

近年来，随着技术的成熟和医疗实际需求的不断增加，REBOA 在院前急救中的应用呼之欲出。临床数据和真实世界证据表明，躯干部出血的休克患者，其死亡率具有时间依赖性，每隔 15 分钟其死亡率会相应增加。REBOA 球囊相对简便的操作和较小的体积使得其在直升机、救护车等院前急救运输工具以及装甲车、舰艇等军事卫勤运输工具上都能够有效实施，在不影响患者后送的情况下，进行早期干预，增加救治效率，为严重休克患者赢得接受进一步手术等高级后续治疗的机会。伦敦的直升机空中救援最早证明了REBOA在院前急救中的价值，其正确实施能够维持患者基本血压，实现早期有效的抗休克。但是由于其严重的并发症，患者在休克现场及运输过程中是否需要进行REBOA操作，需要经验丰富的外科医生判断并决定。

3. 参与未成年人的抗休克治疗

由于主动脉阻断远端的严重后果，REBOA治疗的风险收益需要严格比较，因此，对于青少年及儿童的应用一直饱受争议，缺乏临床研究证据。随着研究的深入和临床需求不断扩展，REBOA在青少年及儿童患者的应用逐渐受到重视，正在逐步开展系统研究。

2010年首次报道了REBOA在儿童患者的使用，操作对象是一名10岁儿童，由于主动脉—食管瘘破裂，紧急在Emory大学行REBOA成功止血复苏，并放置了主动脉支架。日本公开了一项研究进展，其目前已经进行了54例18岁以下患者的REBOA操作，并取得了不错的效果。为了指导儿童REBOA球囊尺寸的选择，研究表明，可以根据儿童股动脉的直径来预估其主动脉各部位的尺寸，避免由于器具选择失误造成不必要的并发症。2019年，Emory大学的亚特兰大儿童健康中心公布了一个病例，其对一个14岁以下、受到钝性创伤后出现休克、心搏骤停、失去生命指征的患者实施REBOA，并成功复苏。这一项报道具有里程碑意义，标志着虽然目前尚缺乏足够的研究证据，但是REBOA在儿童抗休克方面同样能够发挥重要作用。

参考文献

[1] Biffl W L, Smith W R, Moore E E, et al. Evolution of a multidisciplinary clinical pathway for the management of unstable patients with pelvic fractures [J]. Annals of Surgery, 2001, 233（6）: 843-850.

[2] Gamberini E, Coccolini F, Tamagnini B, et al. Resuscitative endovascular balloon occlusion of the aorta in trauma: A systematic review of the literature [J]. World Journal of Emergency Surgery, 2017, 12（1）: 42.

[3] Biffl W L, Fox C J, Moore E E. The role of REBOA in the control of exsanguinating torso hemorrhage [J]. J Trauma Acute Care Surg, 2015, 78（5）: 1054-1058.

[4] Jostein Rødseth B, Thomas L, Andreas J K, et al. Resuscitative endovascular balloon occlusion of the aorta（REBOA）in non-traumatic out-of-hospital cardiac arrest: Evaluation of an educational programme [J]. BMJ Open, 2019, 9（5）: e027980.

[5] Carl A B, Guillaume L H, Harris W K, et al. Resuscitative endovascular balloon occlusion of the aorta（REBOA）in a swine model of hemorrhagic shock and blunt thoracic injury [J]. European Journal of Trauma and Emergency Surgery, 2019, （1）: 1-10.

[6] Hill S J, Zarroug A E, Ricketts R R, et al. Bedside placement of an aortic occlusion balloon to control a ruptured aorto-esophageal fistula in a small child [J]. Annals of Vascular Surgery, 2010, 24（6）: 822.e7-822.e9.

[7] Norii T, Miyata S, Terasaka Y, et al. Resuscitative endovascular balloon occlusion of the aorta in trauma patients in youth [J]. Journal of Trauma and Acute Care Surgery, 2017, 82（5）: 915-920.

[8] Desoucy E S, Trappey A F, Wishy A M, et al. Approximation of pediatric morphometry for resuscitative endovascular balloon occlusion of the aorta [J]. Journal of Endovascular Resuscitation and Trauma Managment, 2019, 3(3). DOI: 10.26676/jertm.v3i3.95.

[9] Smith A D. Pediatric blunt trauma and REBOA [J]. Journal of Endovascular Resuscitation and Trauma Management, 2019, 3（3）. DOI: 10.26676/jertm.v3i3.103.

[10] Alarhayem A Q, Myers J G, Dent D, et al. Time is the enemy: Mortality in trauma patients with hemorrhage from torso injury occurs long before the "golden hour" [J]. The American Journal of Surgery, 2016, 212（6）: 1101-1105.

第九章
REBOA 技术的培训

为了更好地发挥 REBOA 的救治作用，应该对开展该技术的医疗中心及相关医疗人员进行系统、专门的培训，使医疗团队能够认准 REBOA 的使用时机、正确使用救命球囊、减少危险的并发症、便于后续治疗的实施、增加救治成功率。

目前腔内治疗在急救领域的应用尚处于起步阶段，还有很多地方需要完善。血管腔内治疗技术此前主要应用于治疗血管相关的、非紧急的疾病。随着近 15 年美军在阿富汗和伊拉克战场中的相关创伤处理的不断尝试和经验累积，以及"便携式腔内器械"的基层配发和相关技术发展的影响，以 REBOA 为核心的腔内技术在重大创伤出血控制方面的应用不断扩大。这需要将基本的血管腔内操作技术、器械的使用和治疗时机的把握等推广给非腔内专业的创伤外科医生和急诊医生。

一、掌握 EVTM

腔内技术在创伤领域应用需要掌握 EVTM 理论。需要首先接诊的医生具备足够灵活的临床思维，熟悉建立血管通路和出血控制的技术方法和器具。急诊医生应将这些技能整合后进行出血控制的复苏治疗，才能为急诊创伤患者提供最佳救治。

（一）培训目标

为了实现以上要求，急诊医生应在培训后能够熟练使用各种方法（切开、盲法穿刺、超声和 DSA 引导下穿刺）建立腔内治疗所需血管通路，掌握拍 CT 和救治的时机，并解释通过 CT、超声和 DSA 血管造影获得的图像，掌握鞘管、导丝、导管和栓塞材料的使用方法以及清晰的 REBOA、主动脉分支导管插入、栓塞和支架置入等手术步骤，并对辐射暴露操作和杂交手术室中患者和医疗人员的安全性及应对措施具有充分的了解。

（二）建立团队理念和正规救治流程

无论是由创伤外科医生、血管腔内医生还是急诊医生领衔的急救团队，EVTM 的成功实施都需要包括上述科室及麻醉医生、重症监护医生在内的多学科积极合作参与并运行正规的救治流程。

遗憾的是，目前仅少数创伤中心具备血管腔内创伤救治的最佳模式，其中血管外科医生是团队中不可或缺的组成部分。理想的救治流程应该是从患者到达急诊室时，血管外科医生（或具备相关技术的急诊医生）便参与治疗，并承担手术责任，同时维持后续治疗的连续性。虽然该模式不太可能很快在大范围采用，但 EVTM 的日益普及表明了其最终融入常规急诊救治的趋势，也说明了为急诊创伤救治团队和相关医疗人员提供培训的必要性。

一个成功的救治团队应由一名合适的执行者领导，其应该了解"全部"救治技能的特点和局限性，以及本团队其他成员的能力特点，以便于合理安排工作，提高救治效率。团队培训对于培养组织严密的创伤团队至关重要，每个团队成员都有适合自己的位置，并为患者的最佳急救做出贡献。这包括能为每次特定的腔内治疗准备必要设备的器械护士以及防止导管移位的助手等。通过模拟场景可以增强团队配合，通过不断提升的真实感来练习紧急救治中的团队合作。同时，团队的领导者和队员应该有规律地定期评估器械库存情况，深入了解本中心硬件设施（DSA 手术室、杂交手术室等）和特定血管腔内器械的使用情况，这对于救治关键时刻节省时间至关重要。

二、常规培训措施

为了能够让 REBOA 发挥更大的作用，无论在院前还是战场，我们都需要训练有素的急救团队进行准确、快速而有效的操作来执行新型抗休克理论；需要有完备的应急预案和操作指南来指导急救人员进行相关操作；需要完整的器具平台及模块来实现急救物资供应的"有求必应"。

急救组的培训对于 REBOA 的开展和实施效果至关重要。我国目前尚无 REBOA 经验，依据国外经验，一般将培训分为 4 部分。

（一）理论学习

理论学习包括 REBOA 的作用原理讲解、优缺点及并发症介绍、视频展示等。使受训者对 REBOA 器具及技术有比较充分的了解，通过讨论，进一步明确 REBOA 在抗休克新模式中的作用地位、使用原则、时机等。

1. 病例回顾

病例回顾的多学科团队讨论是 EVTM 培训的一个很好的辅助手段。血管外科医生、影像科医生、急诊医生和麻醉医生在跨部门合作中分享知识和经验，增强临床体验。

在病例回顾中，经常讨论的有 2 种方向：血管腔内手术和开放手术。因为这些讨论通常为回顾性，应用的处理方法和结果都是已知的，因此参与讨论的人员可能会特别关注两种治疗方法在每种特定情况下的优缺点。如果对某种治疗方式缺乏共识，可尝试就相关主题结合文献进行讨论和推演，以帮助解决争议。

2. 病例可视文档

病例可视文档（视频记录、放射图像）是病例回顾的一个很好的辅助资料，为创伤外科医生提供了一个极佳的学习工具。每一种创伤都是独一无二的，完整的记录和回顾十分重要。在理想情况下，由操作者录制的带有对话注释的视频可帮助受训者提高关于手术特定步骤顺序的决策技巧。同样，参加培训的人员完成手术后，可回顾其救治记录并对其技能进行评估。

（二）基本技术

大多数临床医生都认识到血管腔内手术在创伤救治中的重要性，包括建立血管通路、支架置入及损伤部位栓塞等腔内操作技术，这需要整个医疗团队队员普遍掌握基本腔内技术以及良好的协作和磨合。这一部分的培训目标是使团队的每一个人熟悉 REBOA 的每一个步骤，能够独立操作、与队员协作完成既定步骤，并指导他人完成操作（尤其在战场，你永远不知道下一刻在你旁边的战友是谁，你必须具备能够独立行动并带领团队完成救治任务）。

（三）腔内救治单元的操作

在操作培训和病例总结中，逐步完成适合各自中心急救组的器具模块适配和定制，使急救组在进行 REBOA 救治时，不需要为器具短缺和型号不全发愁，能够得到器具平台的强有力支持。这需要每个中心的器具平台熟悉 REBOA 的整个操作流程，在院前和战场等不同环境配备相应的适合的器具型号和种类，给急救组最大的支持。

在得到有效的器具支持后，培训应着重于腔内操作技术的练习，在 DSA、超声辅助下进行操作，完成 REBOA 的既定动作练习。在熟练掌握以上技术后，进行无检查设备辅助下的操作，力争实现院前及战场环境下的快速操作。

（四）高仿真模拟

这部分包括在高仿真模拟伤员、动物、尸体上的操作，和真实病例讨论，实现快速反应、快速操作、快速救治的目标。使每个队员具备独立完成 REBOA 的能力，使整个团队的协作快速有序，救治能力实现"1+1>2"。

1. 模拟器

血管腔内手术的特征在于术者需要在三维血管内操纵导丝，同时在平面屏幕上观察其位置。在创伤环境中，患者的血流动力学极不稳定，由于其本身生理状况不断发生变化，需要加快速度控制出血以挽救患者，血管腔内操作的复杂性将进一步扩大。因此，血管腔内创伤救治技能的学习曲线陡峭，传统的学徒学习模式效率低下。一系列操作模拟器可以在其设定的模式下，允许具有不同经验水平和各种背景的学员学习和练习操作技能，而不影响患者安全。通过各种可用的模拟模式，可实现保真度、通路和成本之间的权衡。因为虽然人类和动物尸体以及 VR 模拟器的效果更加真实，但其成本较高，通常仅限于培训更高级的血管腔内技术，如栓塞和支架置入术等。应该使用相对简单的培训设备来练习基本技能，如建立通路、导丝和导管的操作等。

2. 合成模型

根据练习所需的特殊技能，可使用许多人造训练器、体模和人体模型。这些模型范围包括从简单的带有染色液体（可用于超声引导的 Seldinger 技术血管通路）的人体模型到更复杂的带有分支血管和加压液体的体模。例如，固定在工作台上作为血管的一段管道，允许通过插入穿刺针和鞘管、导管和导丝的配合等来练习血管腔内操作。通过在不同角度连接透明塑料管以代表动脉分支，学员可对这些分支进行插管，甚至用自制弹簧圈对其进行栓塞。一些仿真人造模拟器可以允许穿刺动脉，但通常价格昂贵。

3. VR 及 AR 模拟器

虽然无法替代活体患者体验，但随着技术的不断进步，人们越来越多地使用复杂、高保真、基于数字软件的虚拟现实和增强现实模拟器，这些模拟器已被证明可安全地帮助开发和评估高级血管内技能。尽管其价格昂贵并且不易获取，但 VR/AR 模拟器可用于在教育导向的环境中培训血管腔内技能，无时间限制，不会对患者造成风险，也不存在电离辐射。

AR 训练模拟器可针对患者的具体情况，使用模拟的荧光成像技术来制造各种培训场景，包括内部出血控制技术和 REBOA（图 9-1）。同时可以通过增强现实技术实现人机对话，完成"虚拟救治"。因此，其不仅可用于培训，还可对技术技能、辐射暴露和造影剂使用等方面进行客观评估，且对已经应用的技术进行验证。但尽管 VR/AR 模拟器有很多益处，但价格昂贵，这些模拟器通常仅限于大型中心和培训班。

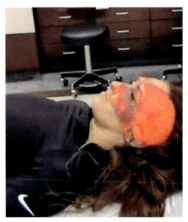
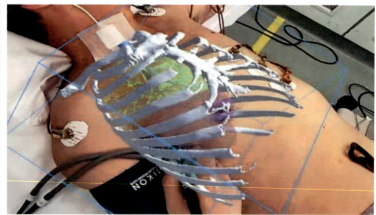

图 9-1 · AR 条件下观察体内结构

4. 活体动物

麻醉的大型动物（通常为猪和羊）因其真实程度而为改进人工血管腔内技术提供了宝贵的辅助工具，但其需要麻醉机、DSA 等专业设施（图 9-2）。动物模型的价格昂贵，且涉及获取动物的道德和法律问题。事实上，动物尸体中的血管比人类血管更薄、更小，使

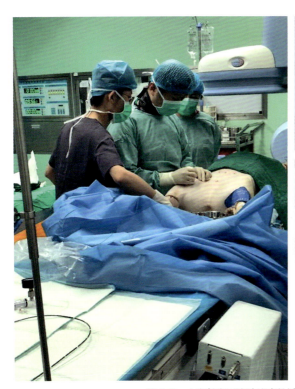 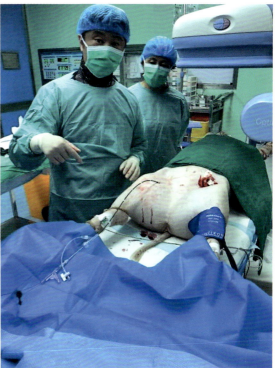

图 9-2 · 上海长海医院陆清声教授团队针对救命球囊进行动物实验

得建立血管通路更加困难。动物也倾向于"无动脉粥样硬化疾病",无法完美地反映穿刺针插入人类血管时遇到的钙化斑块障碍。

5. 人类尸体

一个在溶栓后人工建立动脉血流的人类尸体模型,能够提供高保真的 EVTM 培训,其能够允许培训成员在从动脉入路的建立到闭合的完整手术环境中实施血管腔内技术和 REBOA。与动物尸体模型类似,由于尸体的复杂保存和储存需求导致成本较高,因此可用性有限。

三、国际培训组织

(一) EVTM 研讨会

EVTM 研讨会是目前唯一已知的欧洲研讨会,每年在瑞典厄勒布鲁举办两次,旨在教授基本血管内通路技术、REBOA、基本栓塞和杂交出血控制方法。这项为期 2 天的研讨会结合了讲座、小组讨论以及实验室实践培训,包括血管内虚拟现实(VR)模拟器、动物和尸体、辩论、讨论、病例、模型培训。血管通路和 REBOA 只是本研讨会的一些关键问题。EVTM 研讨会是一个分享信息和技能的平台,面向世界各地的外科医生、重症监护医生和介入放射科医生。瑞典住院医生创伤研讨会(瑞典厄勒布鲁)也每年举办一次,其结合了传统创伤急救和一些基本血管内方法（如 REBOA）。

（二）创伤与复苏手术血管腔内技能

创伤与复苏手术血管腔内技能（ES-TARS）是一项为期 2 天的综合性课程，地点设在美国，利用讲座、血管腔内 VR 模拟器和动物实验室培训股动脉入路、近端和远端动脉控制技术、血管造影、弹簧圈栓塞、REBOA 和分流放置等方面技能。

（三）美国外科医生学会创伤委员会

美国外科医生学会创伤委员会（ACS COT）培训采用了创伤基本血管腔内技能课程。该课程最初是在巴尔的摩的马里兰大学休克创伤中心开发，计划扩展到美国其他地区。该课程为期 1 天，内容紧凑，重点是使用虚拟现实血管内模拟和加压尸体血管模型对 REBOA 进行培训。

（四）急诊、重症监护和创伤的诊断和介入放射课程

另一项国际培训活动是急诊、重症监护和创伤的诊断和介入放射课程（DIRECT），该课程在日本开发并以日语授课。这项为期 1 天的活动面向急诊和全科医生以及创伤外科医生和介入放射科医生，包括利用 VR 模拟器和栓塞材料进行的教学研讨会和实践研讨会。

在完成人员和团队培训后，需要通过培训结果和讨论、归纳真实病例，总结出适用于院前及战场的 REBOA 救治指南和操作流程，以及构建包括 REBOA 的新型抗休克模式，这样才能真正实现 REBOA 的作用价值，使更多的患者得到更合理、有效的救治，变不可能为可能。

对于 REBOA 相关抗休克新模式的培训，不应该仅仅包括急救组人员的技术培训，还需要包括理论总结、器具平台和其他辅助科室单元的配合，共同进行培训，来实现技术优势的最大化。

参考文献

[1] Hrymak C, Weldon E, Pham C. Introduction of a formalized RUSH (rapid ultrasound in shock) protocol in emergency medicine residency ultrasound training [J]. Canadian Journal of Emergency Medicine, 2016, 18 (S1): S61-S62.

[2] Jostein Rødseth B, Thomas L, Andreas J K, et al. Resuscitative endovascular balloon occlusion of the aorta (REBOA) in non-traumatic out-of-hospital cardiac arrest: Evaluation of an educational programme [J]. BMJ Open, 2019, 9 (5): e027980.

[3] Glaser J J, Fischer A D, Shackelford S A, et al. A contemporary report on U.S. military guidelines for the use of whole blood and resuscitative endovascular balloon occlusion of the aorta (REBOA) [J]. Journal of Trauma and Acute Care Surgery, 2019, 87 (1S Suppl 1): 1.

[4] Kersten-Oertel M, Jannin P, Collins D L. The state of the art of visualization in mixed reality image guided surgery [J]. Computerized Medical Imaging and Graphics: the Official Journal of the Computerized Medical Imaging Society, 2013, 37 (2): 98-112.